改訂第2版

MCLS-CBRNE テキスト

─CBRNE 現場初期対応の考え方─

監 修

一般社団法人 日本災害医学会

編 集

東京医科歯科大学大学院
救急災害医学 教授　**大友 康裕**

編集幹事

藤沢市民

JN002299

ぱーそん書房

執筆者一覧

■監　修
一般社団法人日本災害医学会

■編　集
大友　康裕（東京医科歯科大学大学院医歯学総合研究科救急医学領域長・同救急災害医学
　　　　　　分野　教授）

■編集主幹
阿南　英明（藤沢市民病院　副院長）

■執筆者（執筆順）
大友　康裕（東京医科歯科大学大学院医歯学総合研究科救急医学領域長・同救急災害医学
　　　　　　　分野　教授）
張替喜世一（国士舘大学大学院救急システム研究科　教授）
阿南　英明（藤沢市民病院　副院長）
本間　正人（鳥取大学医学部救急・災害医学分野　教授）
森野　一真（山形県立中央病院　副院長・同救命救急センター長）
大城　健一（川崎市立川崎病院救命救急センター、川崎市立看護短期大学　教授）
林　　靖之（大阪府済生会千里病院　副院長・同千里救命救急センター長）
島田　二郎（福島県立医科大学附属病院　教授）
清住　哲郎（防衛医科大学校防衛医学講座　教授）
布施　　明（日本医科大学医学部救急医学　教授）

● 改訂第 2 版に寄せて ●

　2020 年オリンピック・パラリンピック開催を間近に控え、テロへの医療対応体制の確立は喫緊の課題となっている。

　日本災害医学会では、MCLS の概念・手法を発展させ、CBRNE 災害に特化したコース（MCLS-CBRNE コース）を厚生労働省科学「CBRNE 事態における公衆衛生対応に関する研究」において開発し、全国でコース開催を行う中で、MCLS-CBRNE コーステキストとして本書を 2017 年 2 月に上梓した。その後、厚生労働科学研究（小井土研究班阿南分担研究）において、特殊災害・テロの現場における除染の考え方が大幅に変更となり、また早期避難誘導の重要性の認識が高まったことを受けて、MCLS-CBRNE コースの内容を大幅に変更した。本書は、改訂されたコースのためのテキストとして改訂したものである。

　本書が初版同様、CBRNE 災害・テロ対応の医療体制の向上に理解を深め、また、多機関連携がより密になるよう学んで頂くことを期待している。

令和元年 12 月吉日

日本災害医学会　代表理事

大友　康裕

● 初版 監修の序 ●

　災害現場で1人でも多くの命を救うためには、消防・警察などの緊急対応機関と
DMATなどの医療チームが有機的に連携して活動することが求められています。この
ため日本災害医学会(以下、学会)は、消防・警察職員を対象として、多数傷病者対応に
関する医療対応の標準化トレーニングコースとしてMCLS (Mass Casualty Life Sup-
port) コースを開発し、2011年8月より正式コースを開催しております。幸い全国の消
防職員等から高い評価が得られ、急速に全国でコース開催が広まりました。現在、年間
200を超えるコースが開催され、学会が認定する資格者数もプロバイダー14,808名、
インストラクター1,708名(2017年1月1日現在)に上っております。

　学会では2020年東京オリンピック・パラリンピック開催を控え、また世界各地で多
数発生しているテロを鑑み、MCLSコースで学ぶ通常災害対応の知識・能力に上乗せ
して特殊災害・テロに対応するためのMCLS-CBRNEコースを開発し、2015年6月よ
り正式コースを開催しています。本コースの全国的な広まりに伴って、コース受講者
および受講予定者の皆様から、MCLS-CBRNEテキストが是非とも必要との意見が多
数寄せられました。これを受けて日本災害医学会MCLS運営委員会MCLS-CBRNEコ
アメンバーを中心として本書を編集・執筆しました。専門的な内容は最小限とし、特殊
災害・テロ初期対応の要点が伝わることに重きを置いて編集しております。本書は
MCLS-CBRNEコース受講生のみならず、CBRNE災害・テロ対応に興味をもつ方にも
広く購読して頂くことを期待し、ここに上梓するものであります。本書が個々の
CBRNE災害・テロ対応能力の向上、そして多機関連携に益することを願っております。

　平成29年2月吉日

日本災害医学会　代表理事

小井土 雄一

● 初版 発刊にあたって ●

　国際的緊張の高まりやイスラム過激派の活動などにより、海外ではテロが頻発している。わが国でも、国際的会議が頻回に実施され、さらに 2020 年オリンピック・パラリンピック開催などから、CBRNE テロ発生の蓋然性は決して低くない。こういった状況から、テロへの医療対応体制を確立することは喫緊の課題となっている。

　CBRNE テロ・災害では、通常の大規模交通事故による多数傷病者事案や地震などの自然災害とは異なる対応が求められる。消防、警察機関などの関係機関は特殊な検知・防護設備を用いた部隊を展開し、防護、除染、ゾーニングなどの現場対応を実施する。よって、CBRNE 災害での現場活動の注意事項や多数の関係機関がどのような考えと方針に基づいて活動するのかを知ることは、良好な連携のために非常に重要である。通常、訓練を通して連携を深めるが、頻繁に CBRNE 災害に関する実動訓練で実施することは困難である。そこで、幅広く関係機関が机上でシミュレーション演習をする MCLS の概念・手法を発展させ、CBRNE 災害に特化したコースを厚生労働省科学「CBRNE 事態における公衆衛生対応に関する研究」(以下、研究班) において開発した。試行コースでは、消防、警察、海上保安庁、自衛隊など関係する複数の機関から参加頂き、コースの内容に反映させた。なお、本コースは MCLS コースで学ぶ多数傷病者対応の概念をさらに発展させたものなので、MCLS のプロバイダーとしての知識・能力を土台として、その上乗せとして実施するものである。

　CBRNE とは、化学 (chemical)・生物 (biological)・放射性物質 (radiological)・核物質 (nuclear)・爆発物 (explosive) を総称したもので、これらによって発生したテロ・災害を CBRNE テロ・災害と称する。従来、NBC という表記が使用されていたが、テロに用いられる手段として、爆発物が圧倒的に多いこと、および核爆発による被害と放射線性物質による被害を分けて論じるべきとのことから、CBRNE(または CBERN と表記し、「シーバーン」と読む場合もある)が用いられるようになった。ただし、政府等の公的機関では、依然として「NBC テロ・災害」という文言を使い続けていることから、本テキストでは、公的文書・体制に関する表現では、「NBC」を用いることとする。

　平成 29 年 2 月吉日

　　　　　　　　　　　　　　　　　　　　　　　　　　　　大友　康裕

目　次

MCLS-CBRNEの基本的コンセプト

> MCLS-CBRNE コースは、災害医療または防災業務に従事する者が、あらゆるテロ・特殊災害の現場対応の初動を通常の活動の延長線上として適切に行うことにより、傷病者の救命率および社会復帰率の向上に資することを目的とする。

1 わが国の CBRNE 対応体制の課題

1 CBRNE 特殊災害に対する医療対応体制が、N・B・C それぞれ縦割り体制となっている

　現在のわが国の NBC 災害・テロへの医療対応体制は事故をベースに考えられているため、N は原子力災害拠点病院、B は感染症指定病床、C は救命救急センターというように原因物質ごとに縦割りの医療体制が取られている（**図1**）。しかし実際の CBRNE 災害初動期においては、原因物質不明もしくは原因物質判明までのタイムラグや CBRNE 複合の物質の使用、CBRNE 汚染傷病者の重症外傷の合併など、現状のシステムでは初動時の混乱、対応困難が懸念される。また、消防

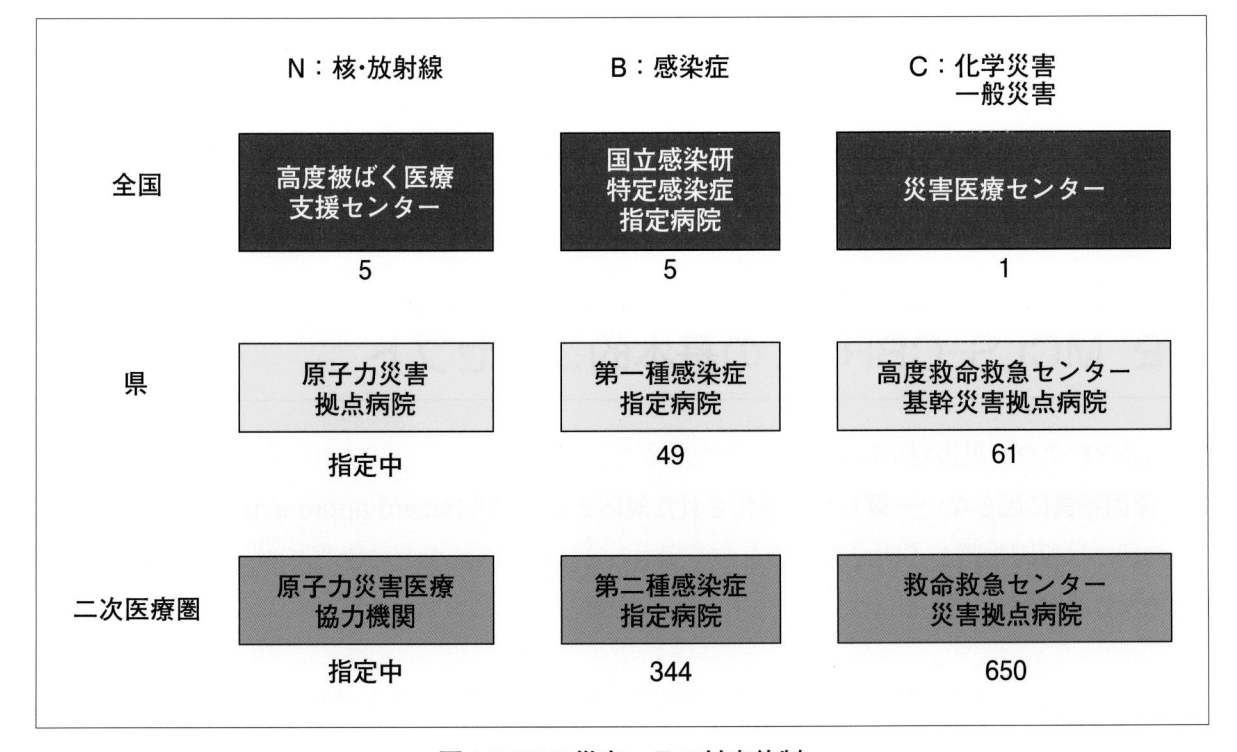

図1●NBC 災害・テロ対応体制

の管理下で搬送される傷病者は、ごく一部[※1]であり、大多数の患者は自力で直近の救急医療機関（必ずしもN・B・Cの指定医療機関でない）を受診する。その結果、適切な診療を提供できないことによる死者数・重篤後遺障害発生数の増大および医療従事者への悲惨な二次災害の発生が強く懸念される。

② テロ対応の初期には、テロと認識できないことの方が多い

「テロ予告」や「通常ではあり得ない場所での爆発」など、特別な事案を除くと、テロ発生当初、テロであることを認識できず[※2]に、通常装備の通常部隊の出動となる。その結果、被害の拡大や要員の二次被害などが発生する。

③ テロ対応は国民保護法に基づき、国が主体となって対応するとなっているが……

しかし、緊急対処事態として国民保護法が適応されるためには閣議による「事態認定」が必要であり、時間を要することから、発災後初期は通常の自然災害と同様の法律に基づく対応開始にならざるを得ない。

④ 消防による現場除染体制整備の結果および水除染神話によって搬送開始が大幅に遅延する

消防庁「平成25年度 消防・救助技術の高度化等検討会報告書」によれば、サリンのような気体の毒物汚染の場合、水を使った除染はごく少数の例外（直接液体を浴びた被害者）以外には不要である。にもかかわらず、全国の多くの政令指定都市にある消防局の特殊災害部隊では、いまだに「全員水除染」を実施する計画となっている。このため、平成25〜27年厚生労働科学研究費補助金健康安全・危機管理対策総合研究事業「CBRNE事態における公衆衛生対応に関する研究」（研究代表者　大友康裕・本間正人）の試算では、病院への搬送開始は発生後1時間以上経過した後となる。地下鉄サリン事件では社会復帰となった症例の救命すら困難な現状である。25年前、死者数13名であった事件が再度起きた場合、その死者数は50名以上に上ると試算される。到底、国民の理解を得ることはできない。

2 MCLS-CBRNEの基本的コンセプト

CBRNEテロ・災害対応において、

1. 原因物質に因らない一貫した標準化された対応を行う(All hazard approach)

初期には原因物質が不明であることが予想される。CBRNEのどの物質であっても、適切に対応できる必要がある。

※1：地下鉄サリン事件の際、直近の聖路加国際病院を受診した患者の80％は消防の搬送によらない自力来院（徒歩、タクシー、自家用車など）であった。
※2：地下鉄サリン事件では、消防から医療機関への第一報は「地下鉄の駅で火災」であった。

2. 通常の災害対応活動の延長線上として活動する

出動時点では、テロ・特殊災害であることが判明していない状況からの活動となることが予想される。通常の災害対応として出動した際、早期にテロ・特殊災害の判断を下し、適切に対応を切り替えることが求められる。

3. 初動が適切に実施できればよい

初期の現場活動が適切に実施できることに焦点をあてる。その後の CBRNE 個別の特別な対応は、専門機関（放射線医学総合研究所、国立感染症研究所、日本中毒情報センターなど）との連携で進めて行けばよい。

MCLS-CBRNE コース獲得目標

CBRNE テロ・災害現場の初期対応において、以下の項目を達成することが目標である。

①CBRNE すべてに対して共通の初期活動を理解する (All hazard approach)
②検知・ゾーニング・除染など、CBRNE テロ・災害の特性を理解する
③個人防護の重要性を理解する
④除染トリアージを理解し実践する
⑤CBRNE 災害現場において、ほかの関係機関と連携できる

---

3 MCLS-CBRNE 現場対応の全体的な流れ

図 2 に MCLS-CBRNE 現場対応の全体の流れを概説する。

1. 状況把握

現場到着後、直感を含め異常事態の発生に関する事態の把握を行う。

2. CBRNE 事象想起　テロを疑ったらスイッチを切り替える

通常の災害対応のスイッチから、特殊災害対応のスイッチ、さらにテロ対応のスイッチを入れ、消防本部・警察本部へ連絡し、特殊部隊および応援部隊の要請を行う。また「NBC テロその他大量殺傷型テロ対処現地関係機関連携モデル」に基づき、情報の共有を開始する。

3. 避難誘導

汚染され危険度の高い場所に市民、被災者がとどまることが危険を増すことになるので、遠方へ避難することを指示する。

4．適切な防護具装着

汚染域において自力で逃げられない傷病者をいち早く救助しなくてはならない。レベル B の

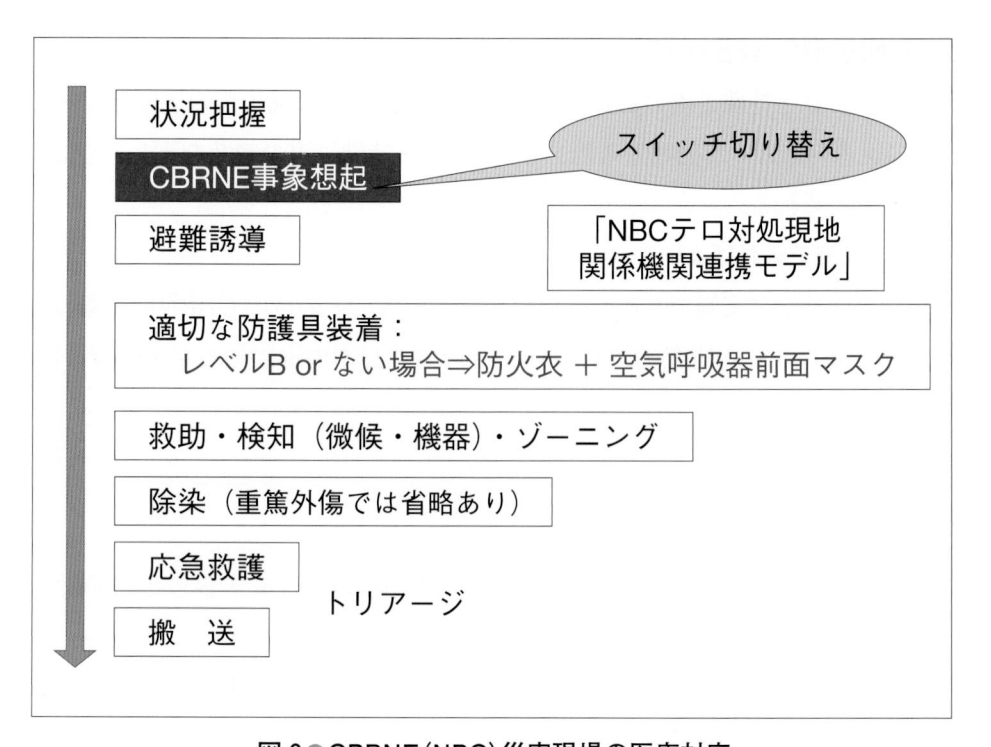

図2●CBRNE（NBC）災害現場の医療対応

PPE が推奨されるが、ない場合には、消防防火衣に空気呼吸器付きマスク（面体）を装着する。

5．救助・検知・ゾーニング

　上記の適切な防護具を装着したらすぐに救助を開始する。それと並行して専用検知器が到着次第、機械的検知を開始する。検知は機械的手法に限らず避難した軽症の傷病者の身体症状も参考にする。また主にコールドゾーンを中心にゾーニングを行う。

6．除染

　即座に脱衣を指示し、現場にある紙・布・水など駆使して露出部に対する即時除染を実施する。必要に応じて後述する消防による放水や種々の専用機器による除染を追加する。

7．応急救護

　気道・呼吸・循環の維持や大量出血部位の止血などとともに、化学剤散布が疑われた場合には、解毒剤入手が可能であれば使用する。

8．搬送

　重症度をトリアージして医療機関へ搬送する。

　この過程で、「NBC テロその他大量殺傷型テロ現地関係機関連携モデル」に基づき消防本部を中心として、周辺医療機関、日本中毒情報センター、放射線医学総合研究所や保健所等との間で情報を相互連絡する。

（大友康裕）

─ 【コラム】CBRNEテロ災害に対する体制整備に関する提言 ─

　2016 年 2 月に山形市で開催された第 21 回日本集団災害医学会学術集会（会長：森野一真）において開催された特別企画「CBRNE 対応を考える：化学災害・テロ対応の現状と課題」では、わが国の CBRNE テロ災害に対する医療対応の現状と課題を整理し、「CBRNE テロ災害に対する体制整備に関する提言」をまとめ、発表した。今後の体制整備に向けた指針として、ここで紹介しておく。

■松本サリン事件、東京地下鉄サリン事件から 20 年を経過した今日においても、CBRNE テロ災害の備えが十分とは言えない。

■昨今の国際情勢や世界でのテロの発生状況、サミットやオリンピック・パラリンピックなどの国際的イベントの開催を鑑み、わが国においても CBRNE テロ災害が発生する蓋然性があり、万全の対応を取っておく必要がある。

■自然災害に対しては、災害拠点病院、DMAT、EMIS、広域医療搬送などの取り組みがなされてきたが、CBRNE テロ災害に対しての体制がいまだ明確でない。

■災害拠点病院は、災害発生時に常に患者を受け入れる責務があるが、CBRNE テロ災害時も同様である。

■災害拠点病院は、CBRNE テロ災害患者受け入れのために防護服、乾的除染（脱衣）の設備を常備し、迅速に水除染できる設備を有することが望ましい。

■災害拠点病院は、CBRNE テロ災害患者受け入れのための計画を有し、定期的に訓練を実施する。

■すべての DMAT は、活動中に予期せぬ特殊事故や CBRNE テロ災害に遭遇することがあるため、自己の安全を確保するための研修を受講する必要がある。

■現在の現場除染体制を考えると、重症患者の搬送開始が極めて遅延し、医療提供の遅れによる救命率の著しい低下が危惧される。医師あるいは救急救命士（メディカルコントロール下）によるウォームゾーンでの高度な処置が求められる。

■CBRNE テロ災害発生時に、十分な知識と装備、迅速に活動できる機動性を有した特殊医療班が必要で、災害現場での助言、病院支援、ウォームゾーンでの活動を行う。この特殊チームは、CBRNE テロ災害発生時に加え、国際イベントなどの待機型の活動も行う。

■特殊医療班員は、DMAT や NBC 災害・テロ対策研修の修了に加え、さらなる研修、実動訓練が必要で、ウォームゾーンで活動する隊員にはさらに特別の研修・実動訓練が必要である。任務の危険性を鑑み、身分や補償の制度が不可欠である。

■CBRNE テロ災害対応の枠組みを明確にするために、国民保護法が適応されない状況でも十分な対応ができるように、防災業務計画、地域防災計画、地域医療計画に書き込むことが必要である。

■発生が稀である CBRNE テロ災害対応整備のためには、既に整備された施設、設備、装備を有効に活用できるように地域資源の有効活用を考慮すべきである。

chap.2 | MCLSコースの復習

1 MCLS コースのコンセプト

　これまで、本邦においては多数傷病者発生事故における体系的な対応は、各地域の行政や消防機関に委ねられており、全国共通の認識や標準的な考え方の対応は十分とは言えない状況であった。

　また、阪神・淡路大震災を契機に、災害超急性期に救命医療を提供する技術を有する専門医療チームであるDMAT（Disaster Medical Assistance Team）が設立された。これにより現場から医療を開始するシステムが構築され、災害現場で消防や警察と医療チームが協同して対応することが求められている。

　そこで、日本災害医学会が監修して「防ぎえた災害死」を防止することを目的とし、特に事故発生時の急性期対応について「多数傷病者への医療対応標準化トレーニングコース；Mass Casualty Life Support（MCLS）」を本邦の実情に合わせて開発した。災害現場で実施するべき医療について理解を深め、「防ぎえた災害死」を回避するために共通言語や原則を学べる教育コースであり、平成23年より全国各地でコースが開催されている。

　現在は、災害現場で実際に活動する人を対象としたMCLS標準コースと災害現場を管理する消防指揮隊などを対象としたMCLSマネージメントコースがある。

1 MCLS 標準コース学習目標

1．災害・多数傷病者に関する基礎的な知識を習得する
2．災害現場対応の原則を理解し実践する
3．先着隊の活動ができる
4．災害現場医療の3Tを理解し実践できる
5．各トリアージを理解し実践できる
6．現場救護所の設置・運営ができる
7．DMAT の現場活動を理解し連携できる

2 MCLS 標準コース受講対象

1．消防職員
2．医師
3．歯科医師
4．看護師および准看護師
5．診療放射線技師、臨床検査技師、薬剤師およびその他の医療関係者で災害医療派遣業務に従

事するもの

6. 救急救命士(消防職員以外で資格を有する者)

7. 警察官、海上保安官および陸上自衛隊、海上自衛隊または航空自衛隊の自衛官で救急業務、救助業務または災害医療派遣業務に従事するもの

8. 救急救命士法第34条第1号から第3号までの規定に基づき救急救命士の受験資格を得ることができる学校もしくは救急救命士養成所、大学医学部または看護学部および看護学校(准看護学校を含む)の学生または生徒

9. 防災業務に携わる担当者

10. その他、日本災害医学会 MCLS 運営委員会が認めるもの

2 コース教授内容

1 多数傷病者事故における災害現場医療対応の原則

通常の救急対応と災害対応の違いを**図1**に示す。

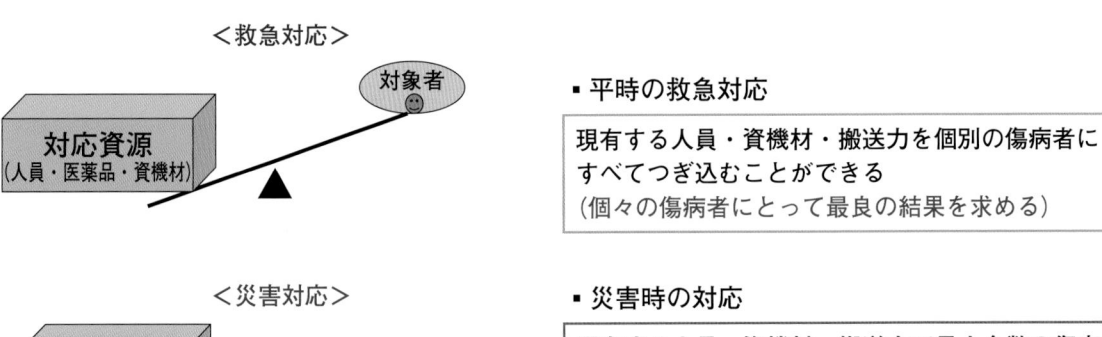

図1●救急対応と災害対応の違い

通常の救急対応と災害対応は似ているようで異なる点がある。救急対応の目的は、1名の傷病者に対して最大限の資源を投入して救命と後遺症軽減を達成することである。一方、災害対応の目的は、最大多数の傷病者に対して救命と後遺症軽減を達成することである。対応能力が限られる状況なので、救命治療効果があると考えられる傷病者に処置、搬送、医療機関選定などの資源が優先して投入される。

すべての災害初期対応は、「CSCATTT」と称される共通の考え方(基本コンセプト)で説明可能である。CSCA は管理項目、TTT は医療支援項目と呼ばれる。災害対応を行うためには、TTT を行う前に、CSCA を確立することが重要であることが強調されている。

MCLS では「スイッチを入れて CSCATTT」を基本的なコンセプトとする。

スイッチを入れてCSCATTT

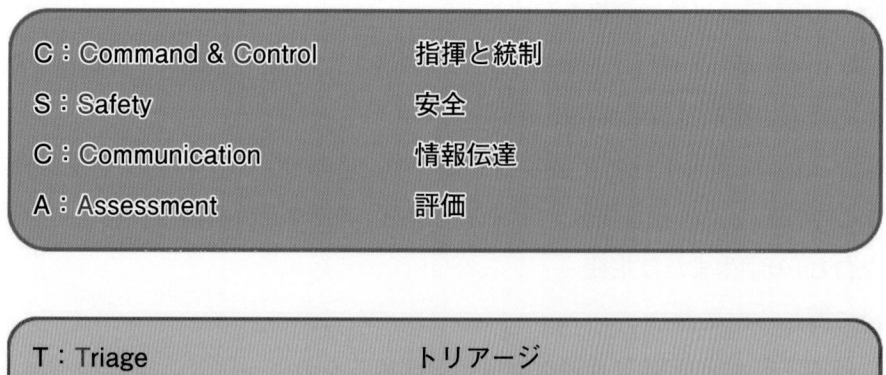

図2●大規模事故・災害への体系的な対応に必要な項目

（1）C(Command & Control)：指揮命令/連絡調整

　統制のとれた活動をするためには、それぞれの組織内における適切な指揮命令系統の確立をする。消防・医療・警察などの災害現場で活動する組織は、現場最前線・現場指揮本部・災害対策本部のそれぞれにおいて、情報共有や役割分担などのヨコの連絡調整を、各組織の垣根を取り払って実施することが極めて重要となる。

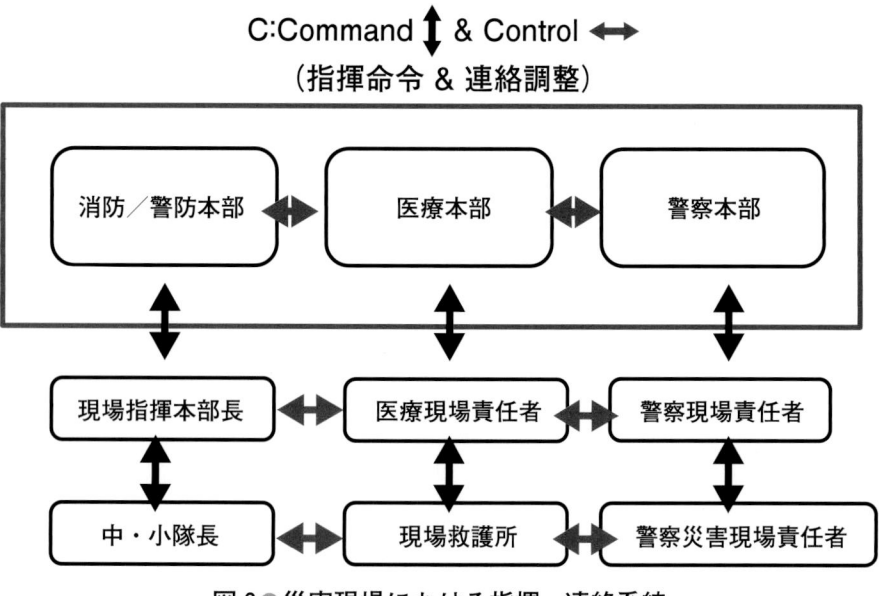

図3●災害現場における指揮・連絡系統

(2) S(Safety)：安全確保

安全確保は、自分(Self)、現場(Scene)、傷病者(Survivor)の 3S と整理される。

❶自分(Self)

自らの安全を守るために、個人防護具(Personal Protective Equipment；PPE)の着用が必要となる。救助者がけがをして新たな傷病者にならないためにも、個人装備が不十分な者は、災害現場に入るべきではない。

❷現場(Scene)

現場の危険(Hazard)は多種多様であり、危険情報の収集と評価を迅速に行い、的確に危険(Hazard)の認知や予知をするとともに関係機関と連携してゾーニング(警戒区域・危険区域設定)により現場安全体制を確保する。

「警戒区域」は、災害現場全体を取り囲み設定する。災害対応機関の活動のために必要な区域で、一般人は立ち入りを制限する。

「危険区域」は、文字通り危険な区域で、しっかりとした個人防護具を装備していない場合は、この区域には立ち入らない。主に救助隊員が中で活動する。

❸傷病者(Survivor)

危険区域外の安全な場所に傷病者集積場所(一時救出場所)を設け、傷病者を危険な場所から安全な傷病者集積場所へ移動させる。移動が困難な場合には、頭部の保護など、可能な範囲で安全に配慮する。

(3) C(Communication)：情報伝達

情報伝達は災害現場での指揮命令に不可欠である。災害現場からの被害状況や各部署の活動報告がなければ、現場対応に必要な体制確立や要員の効果的な配置は不可能である。関係機関はそれぞれの情報伝達手段を確立するとともに、各機関同士の情報伝達を密に行うことが不可欠である。

(4) A(Assessment)：評価

災害現場では集めた情報を評価・分析して精度の高い情報に基づく活動計画を提示することができる。活動方針や戦略を立て、実践するための人的・物的資源や搬送手段は充足しているのかなどの検討が行われ、必要に応じて各関係機関や部署に要請を行う。

(5) 災害現場の医療

災害現場の医療は、トリアージ(Triage)、治療(Treatment)、搬送(Transport)であり、3 T とも呼ばれる。

❶ T(Triage)：トリアージ

災害医療の最終的な目標は、「多数の傷病者に対して、最大多数に最良の医療を提供する」ことである。有限な医療資源(人的、物的)を最大限に活用しても、すべての患者に対して最善の医療が施せない状況下において、最大多数に最良の結果をもたらすために、まずトリアージが実施されなければならない。

❷トリアージのポイント

1．救命不可能な傷病者に時間や医療資源を費やさないこと。
2．治療不要な軽症傷病者を除外すること。
3．緊急性の高い傷病者を選別し、搬送・治療の優先順位を決めること。

❸トリアージを繰り返し行う

災害時には、傷病者の流れに従い、繰り返し「トリアージ」が実施される必要がある。

▶災害現場　➡　傷病者集積場所　➡　現場救護所搬入エリア　➡　現場救護所

実施される場所によって、その目的が救出の優先順位の決定であったり、担架搬送の優先順位の決定であったり、治療開始の優先順位の決定であったり、救急車搬送順位の決定など、それぞれ異なる。

また、個々の傷病者は、移動に伴って、また時間経過とともに、その状態が当初のトリアージでの判断結果とは異なった状態になっている可能性があるため、トリアージはそれぞれの場所において繰り返し判定を行い、修正を加えていく必要がある。

❹トリアージ手順

現在、わが国において標準的に用いられることが推奨されるトリアージ基準は、災害現場に近いところで実施される一次トリアージと、それ以降の現場救護所で実施される二次トリアージの二段階で行うトリアージシステムである。

一次トリアージは、簡便な評価により迅速に振るい分けることを目的としている。呼吸、循環、意識の3つの簡便な生理学的評価を用い30秒程度で迅速に評価する方法があり、代表的なものがSTART（Simple Triage and Rapid Treatment）法である。

二次トリアージは、より詳細な方法にて精度を向上させることを目的として、生理学的評価に加え、解剖学的評価や他の因子を考慮する方法である。代表的なものとして生理学的解剖学的評価（Physiological and Anatomical Triage；PAT）法がある。

❺T（Treatment）：処置/治療

現場救護所では、トリアージカテゴリー別にそれぞれのテントに収容して、緊急治療群（赤タグ）から必要な救急医療処置が行われる。災害現場で行われる治療は、安定化のための治療（処置）であり、決して根本治療を行うことではない。「最大多数の傷病者を、安全に医療機関へ運ぶために行う必要最低限の安定化処置」が目的である。ABC蘇生にかかわる最低限の処置に限られる。

❻T（Transport）：搬送

現場救護所で処置/治療および搬送のためのパッケージング（すぐに救急車で搬送できるように固定や処置が済んでいること）が終了した傷病者は、搬送順位が決定され、優先度の高い順に救急車によって医療機関へ搬送される。救急車は、現場救護所近くに「救急車待機場所」を設定し集結する。救急車の進入路、搬出路は一方通行として、車両の通行が円滑となるよう配慮する。

搬送先決定にあたっては分散搬送を考慮することが重要である。必要に応じて、ヘリコプターを利用し、搬送先医療機関の選択肢を増やすことが効率的な分散搬送につながる。また、軽傷の緑の傷病者は、バスなどで赤や黄色の患者を受け入れる予定のない医療機関へ搬送すると効率がよい。

② 最先着隊の活動要領

MCLS では、「スイッチを入れる」「指揮命令/連絡調整(C)」「安全確保(S)」「情報伝達(C)」「評価(A)：報告・応援要請・場所とり」を先着隊が行うべき基本コンセプトとして整理をしている。

先着隊の役割

(1) スイッチ入れる：災害(多数傷病者)対応の可能性をまず一報
(2) 指揮：自分が指揮をとることを宣言、後着隊への下命
(3) 安全：安全確保
(4) 情報伝達：情報収集と通信手段の確保
(5) 報告：評価と報告
(6) 要請：応援要請
(7) 場所とり：駐車場、指揮所、救護所など

「すしあんじょう、ほうようばしょとり」

【スイッチを入れる】通常の事故とは異なり、災害として特別な対応が必要であることを確認したら、災害モードに切り替える

・(自分に)災害対応が必要であることを自覚する。
・(部下に)隊のメンバーに災害対応をすることを伝達、周知する。
・(指令センターに)多数傷病者事案が発生したことを一報する。

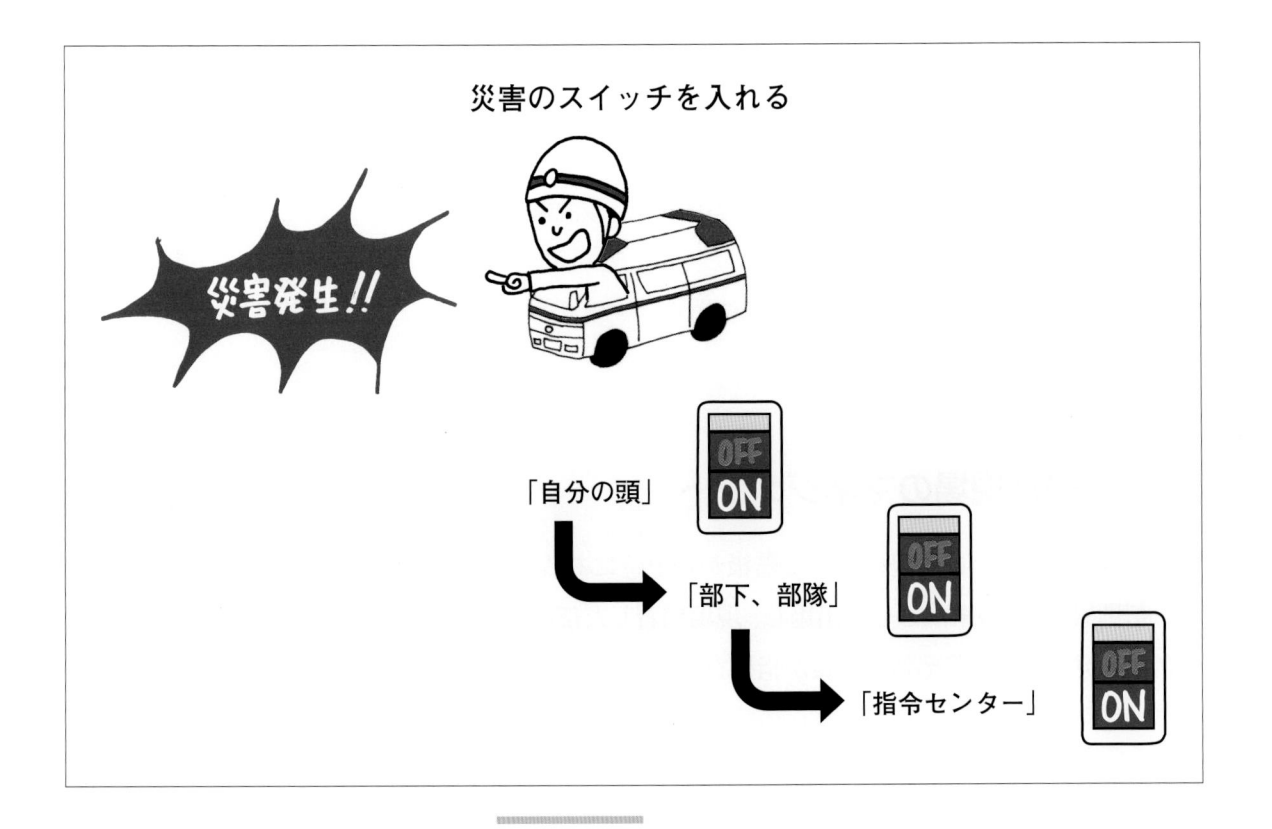

【指揮】指揮の明確化

・指揮をとることを宣言する。

【安全】危険の認識と安全確保

・Self(自分)：個人防護具を装着する。

・Scene(現場)：認識すべき危険(例：後続車、対向車、オイル漏れ、搭載危険物質、ガラス、やじうまなど)を把握する。警戒区域、危険区域を設定する。危険排除を行う。

・Survivor(傷病者)：移動可能な傷病者を安全な場所に移動させる。

【情報】情報伝達手段の確立と情報収集

・無線や携帯電話の通信状況を確認し、通信手段を確立する。

・運転手、目撃者、警察等から情報を収集する。

・現場をひと回りして、目視で災害の全体像を把握する。

【報告】指令センターに情報を簡潔に報告する(「いざききかんり(いざ危機管理！)」などの定型に従って報告すると漏れがない)

い：いつ、どんな；事故災害の種類(例えば鉄道事故、化学災害、交通事故など)

ざ：ざひょう；正確な発災場所、地図の座標

き：きけん；危険性の現状と拡大の可能性

き：きんきゅうきかん；現在対応中の部隊と今後必要となる部隊

かん：かんじゃすう；負傷者数、重症度と外傷の種類

り：りようけいろ；利用経路(到達経路)

【要請】応援部隊を要請する。あるいは、既に要請されていることを確認する

・指揮隊、救助部隊、消防、救急、警察等、消防防災ヘリ、周辺消防への応援要請。

・ドクターカー、ドクターヘリ、DMAT、医療班など(地域の現状や事前協定に応じて要請する)。

・テント、資機材、寒冷地であれば防寒、暖房、バスなどの車両、クレーン車、照明など。

【場所とり】活動に必要な場所を確保する

・車両の停車場所・待機場所、転回場所

・現場指揮本部設置場所(必要に応じ前線指揮所、救急搬送指揮所)

・救護所設置場所

・救急車の動線(進入路、搬出路、乗車位置)

・傷病者集積場所(必要に応じ)

・ヘリポート

3 災害現場のマネジメント

　指揮隊長、あるいは現場において階級が最上位にある者が現場指揮本部長となり災害対応を行う。通報時に一般の事故として出場し、現場到着した部隊が災害と認識した場合は、現場指揮本部が立ち上がるまで先着部隊の隊長が指揮宣言をして、災害初期対応を行う。

a．現場指揮本部

　現場指揮本部は、以下の条件を考慮して設置する。また、指揮本部の設置に必要な資機材については、日頃から決められた車両などに積載しておく。

・現場全体が把握でき、かつ、部隊等が集結しやすい場所

・現場救護所との連絡が容易な場所

・二次災害の危険が少ない場所

・通信障害の少ない場所

・関係機関との連絡、調整が容易な場所

　現場指揮本部には、指揮隊・救助指揮者・救急指揮者・医療（DMAT）・警察など、関係機関のリーダーがいると連携が取りやすい。

　現場指揮本部の任務は、災害現場における活動隊の指揮調整・安全確保・情報収集である。特に「防ぎえた災害死」を回避するために、救急指揮者が中心となり、傷病者の状況や時間経過に応じて救急隊の配置やDMATなどの医療従事者の優先配置場所について適切な指示をする必要がある。また、担架隊の指定や必要資機材の確認や配置について管理することも重要となる。

b．区域設定（ゾーニング）

　現場活動を安全円滑に進めるために、「警戒区域」「消防活動区域：危険区域」を設定する（**図4**）。

❶警戒区域

・活動要員以外の人（一般人）の立ち入りを制限する。

・警察など関係機関と協力して設定する。

・広域搬送のため、ヘリコプターの緊急発着場も考慮して区域を決定する。

❷消防活動区域・危険区域

・活動隊の安全を確保するために設定する。

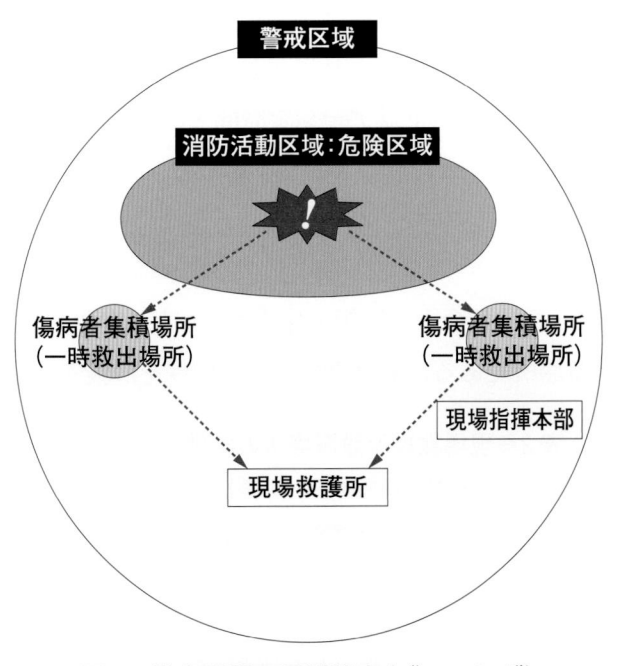

図4●災害現場の区域設定（ゾーニング）

・適切な個人防護具(PPE)を着用した要員以外の立ち入りを制限する。

・救助現場を囲む形で設定し、状況により拡大・縮小する。

c．災害活動区域内における傷病者の動線の確立

危険区域から救出された傷病者を一時集積場所に集めてトリアージを行い、現場救護所への搬送順位を意識して搬送する。現場救護所の入り口では、再度トリアージして応急処置や治療の優先順位を決定して現場救護所内で治療を行う。搬送体制が整ったら、搬送順位を決定し、適切な医療機関に迅速に搬送するという系統立てた傷病者の動線を確立する。

4 傷病者救護部門の管理

a．傷病者集積場所(一時救出場所)

傷病者集積場所(一時救出場所)とは、危険区域内から救出し一時的に安全な場所に傷病者を待機させる場所のことをいう。消防などの援助機関が到着する前に、被災者や救助に自主的にあたった一般人によりつくられることもある。ブルーシートなどで明示して、救助隊など救出チームがわかりやすい措置をとる。傷病者集積場所で、一次トリアージを行って、救護所までの担架搬送の優先順位と搬入すべきカテゴリー別の場所を決定することも行われる。

災害当初は、多数の傷病者が集まってくるため、救急隊だけではなく、訓練された消防隊員などを活用して連携し、二人一組になりSTART式トリアージなどで一次トリアージを実施する。

表1●傷病者集積場所(一時救出場所)の設置が必要な場合

・救助現場から救護所までの距離が長い場合
・危険区域の危険度が高い場合
・迅速な担架搬送が困難な場合

b．トリアージポスト(搬入エリア)

現場救護所の入り口の搬入エリアで二次トリアージを行い、カテゴリー別に搬入する。多数の傷病者が殺到する場合は、START式トリアージで時間をかけずにトリアージを行うが、精度を上げるためにPAT法でトリアージを行うことが望まれる。

c．現場救護所

現場救護所とは、救急隊・救急救命士や医師・看護師らにより応急処置や救命処置を実施し、医療機関への搬送準備をする場所である。赤タグの場所の確保を最優先とする。

表2●現場救護所設置場所の条件

・現場指揮本部との連絡が容易
・安全が確保されている
・救急車の乗り入れが容易
・平坦な広いスペース
・可能な限り救助現場に近い

　人員配置は、赤エリアにほとんどの医療資源を投入する。黄色エリアは、黄色から赤に容態変化するものがいないかだけを見ていればよい。赤タグ傷病者の診療が終わるまで黄色の診療は始まらない、赤タグ傷病者が搬送されるまで黄色は搬送されないという大原則をしっかり守ることが重要である。全体を把握するため自由に動けるリーダーを配置する。

表3●救護所で把握すべき医療情報

①傷病者情報➡傷病者リスト（搬送の優先順位）
　・災害現場発生状況：全傷病者数の予測、救護所での傷病者数、
　　　　　　　　　　　傷病者の緊急度と必要な治療

②医療機関情報➡医療機関リスト
　・搬送先病院：距離、搬送時間、受け入れ数、手術対応

③搬送手段情報➡搬送手段リスト
　・搬送能力：救急車、ヘリコプターなど、搬送可能数

④管理項目情報➡医療資機材不足・供給状況
　・救護所スタッフの活動状況
　・医療資機材：保有する量、追加補充されるべき量

　救護所内での傷病者情報や搬送医療機関情報、搬送手段情報は、ホワイトボードなどを利用して一覧表を作成して統合することにより、搬送順位や搬送手段・搬送医療機関の決定が容易となるとともに、情報がひと目で共有できる。医療資機材の補給や、応援要請などの救護所管理情報についても重要である。

（張替喜世一）

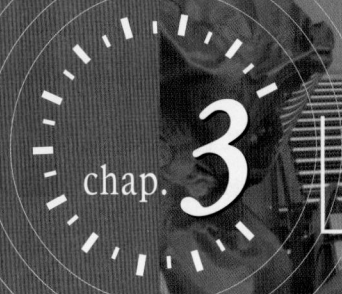

chap.3 CBRNE災害共通の対応 （All hazard対応）

1 特　徴

　発災早期は、CBRNE などの特殊災害であることは認識されにくい。MCLS でも強調されているように、現場に先着した際に多数の傷病者がいることを認識して「災害」や「多数傷病者事案」としての"スイッチ"を入れることになる。さらに、以下に示すようなさまざまな要素を鑑みて「CBRNE 災害」としての第二の"スイッチ"を入れることになる。しかし、化学物質や放射性物質は目に見えない、臭いもない物資であることは稀ではない。一見しただけでは原因や曝露物質はわからないことがしばしばある。結果的に対応する消防、警察、海上保安庁、医療者が積極的に疑わない限り見逃され、原因物質に曝露されて二次被害の危険が生じるのである。この危険を回避するために、特殊な資機材が必要になる。例えば、化学物質、生物剤、放射線それぞれに応じた機器を用いて原因物質の定性検査(種類の特定)や定量検査(危険度を判定)する検知器や、化学剤、生物剤などから身を守るために装着する防護具や、傷病者や環境から危険物質を除去または中和する除染設備などである。

> ▶一見しただけでは原因、曝露物質不明
>
> ▶救助者の危険性高い(特に first responder)
>
> ▶特殊資機材(防護・検知・ゾーニング・除染)が必要
>
> ▶安全対策上除染行為が優先されることがある

2 出動要請のいろいろ

　緊急対応機関がCBRNE 災害の現場へ出動する場合、事前に現場情報を把握しているか否かはその後の活動を大きく変える。もちろん、発生した事案がCBRNE 災害であることが確定している、または疑われる場合には、CBRNE 対応特有の装備を準備して出動することが可能である。消防や警察などの緊急対応機関に設置されている NBC 部隊などの特殊部隊を最初から出動させることが可能になる。しかし、実際には出動要請の段階でCBRNE 災害であることが確定できることは少ないと考えられる。1995 年に発生した地下鉄サリン事件では火災や爆発事案を疑わせる程度の通報内容であり、化学剤が散布された事案であること、ましてやサリンが散布されたことを誰も想像できなかったに違いない。たとえ現場に到着したとしても、最初からそのことに気づく

ことは至難である。結果的に防護、検知、ゾーニング、除染といった特別な対応が実施されることなく、通常の事故対応あるいは災害対応になる。後から CBRNE 災害に対応する体制へ変更していく過程をたどらざるを得ないのである。この場合に初期対応した救助者は危険物に接触汚染して二次被害が生じてしまい、後述するゾーニングなどのエリア設定も困難になる。このように、発災からの時間が早ければ早いほど CBRNE 災害であることや詳細内容はわからないことを前提に現場対応は開始されるのである。

　さらに注意すべきこととして、テロによる災害では救助者をも狙って、第二、第三の仕掛けがありうる。CBRNE 災害の中でテロを疑わせる情報があった場合には、各機関と連携して、より一層の安全対策を強化するように努めなくてはならない。

---

①要請時、CBRNE 災害が疑われる場合・確定している場合
　　➡CBRNE 対応装備・対応部隊出動
②要請当初、CBRNE 災害であることが認知されていない場合
　　➡災害対応スイッチ
　　➡CBRNE 対応へのスイッチ切り替え
　　➡テロのスイッチ

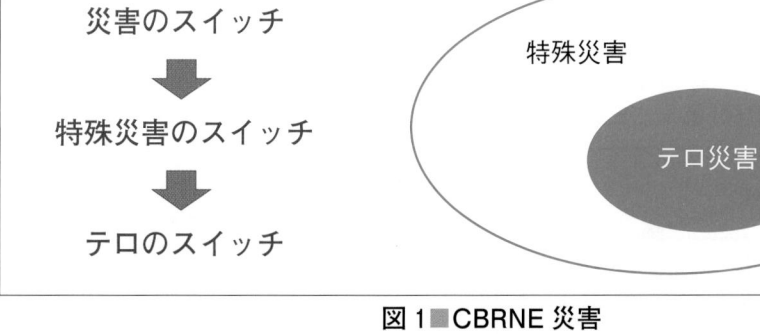

図1■CBRNE 災害

3　どのようにして CBRNE 災害だと気づくか？

　通報内容や現場到着後の状況から CBRNE 災害を疑うために、われわれはどのような事項に注意すればよいのであろうか。原子力関連施設や有毒物質取り扱い工場での事故であれば疑えるかも知れないが、通常は相当に意識して疑わない限り初期対応が不適切になることが多い。同一の場所で同一時期に多数傷病者が発生した場合に「災害」であることを認識する。その事故概要が通

常とは異なり、不思議に感じる場合には、一度CBRNEの存在を疑う必要がある。例えば、電車やバスの転覆脱線、横転事故であれば通常の事故として蓋然性が高い。しかし、映画館で同時に複数の人の具合が悪いなどの通報内容を聞いた場合、多くの人は「何が起きたのだろう？」と不思議に思う。このような、不審に思う感性がCBRNE災害に気づく契機として重要なことがある。一般に爆発事案では異常を認識する可能性が高いと思われがちだが、意外と日常的な火災事案でも爆発を伴うので、消防官は気づきにくいことにも注意が必要である。

　サミットやAPECなどの国際会議期間中に都市部で起きた多数傷病者事案やテロの予告や宣言があれば気づきやすいかも知れない。しかし、日常生活の中で起きた場合には意外と見逃されるものである。例えば、原因不明のショック、意識障害、神経症状、嘔吐、下痢、皮膚症状の患者が複数救急外来を受診したときに、化学剤や生物剤の散布を想起できるか否かがその後の活動に影響を及ぼすことになる。

4 指揮命令系統の確立

　災害発生時には、現場情報の把握や指揮命令系統の確立が重要であることはCBRNE災害でも同様である。緊急対処機関である消防機関や警察機関、海上保安庁以外に自衛隊が早期から活動に参加することもある。より多くの機関が連携して活動することが求められるので、「NBCテロその他大量殺傷型テロ対処現地関係機関連携モデル」[1](図2)を参考にして関係機関と密に情報交換・共有できる体制を構築する必要がある。現状ではわが国の各機関の活動指針は統一されていないので、各々の役割分担や進入を制限するエリア設定、ゾーニングの設定などに関する打ち合わせが必要である。

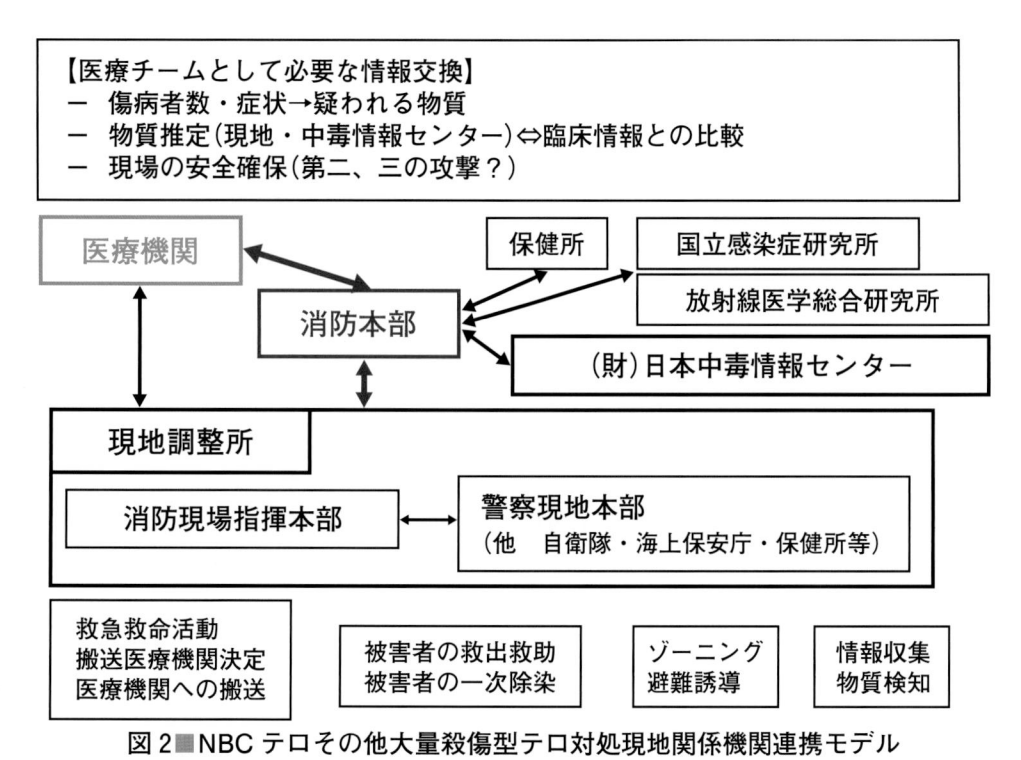

図2■NBCテロその他大量殺傷型テロ対処現地関係機関連携モデル

(NBCテロ対策会議幹事会：NBCテロその他大量殺傷型テロ対処現地関係機関連携モデル. p9, 内閣官房, 2016を改変)

5 安全の確保

　災害対応において安全確保は常に重要視されるが、CBRNE 災害ではより一層の注意が求められる。自分(Self)、現場(Scene)、生存者(Survivor)それぞれに配慮した安全対策を示す。

1 救助者個人の安全；自分の安全

　後述するエリアごとに適切な個人防護具を装着する。可能な場合には、防護具は全身を被覆するスーツと、気道・呼吸器を防護するマスクを装着するが、日常的に消防官が装着している空気呼吸器付全面マスク(面体)と消防防火衣も非常に有用な防護衣の１つである。個人防護具(personal protective equipment；PPE)については別項で詳述する(4-2「防護」参照)。

　爆発現場や建物の倒壊現場などでは多くの粉塵が散乱することがある。こうした粉塵の吸引は慢性の呼吸器障害を発症させることが知られている。また α 核種などの放射性物質が混入していると長期に、しかも高度の体内被曝の原因となり、後の健康被害が問題になる。よって CBRNE 災害であることが判明しない場合であっても、日常的に呼吸器系の防護として防塵用または N95 レベル以上のマスクを着用することが肝要である。汚染区域内で救出を待つ傷病者に対して簡易呼吸防護具を使用することを推奨する考えもある。

　放射線被ばくは機器を活用することによって正確な測定が可能であり、健康被害を避けることが可能になる。放射性物質が存在する可能性がある現場では、図 3 のようなポケット線量計を個人ごとに装着すべきである。特にアラーム機能付きが望まれる。

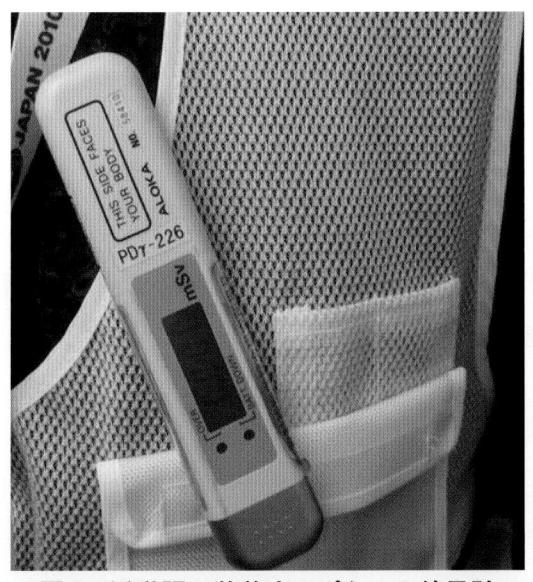

図 3 ■ 活動服に装着するポケット線量計

　CBRNE 災害の中には、事故でなく作為的な行為としてテロが含まれる。その場合、爆発や有毒物質の散布を異なる時間に複数回実行することや、異なる場所で実行するなど第二・第三の攻撃が仕掛けられている可能性がある。例えば 2013 年の米国ボストンマラソンでは時間をずらして 2 回の爆発が起きている。1995 年のわが国の地下鉄サリン事件では複数の地下鉄路線でサリンが散

布された。こうした危険性を念頭に各機関は現場活動しなくてはならない。

❷ 除染；傷病者、自分の安全

　除染とは化学剤、生物剤、放射性物質など傷病者を汚染した物質を除去または中和することである。傷病者から有害な物質を除去することで病態の進展・悪化を防ぐことと、救助活動、医療活動を行う人員が二次被害に合うことを避ける目的で、汚染されたエリアから救出された後に優先して実施される。放射性物質には「拭き取り除染」がよいとされ、化学剤は拭き取りや水と石鹸によるブラッシングと洗い流しを行う除染や化学的中和剤の有用性が示されているなど、個別の除染としてさまざまな方法が推奨されている。しかし、複合災害や種別特性が判明しなくても活動を開始するためには、共通の除染方法を展開できる準備が求められる。特に、一般市民が街中で巻き込まれるテロなどの多数傷病者事案での除染は、一定レベルの確実性とともに、いつでも、どこでも実施できる汎用性と短時間で多数の傷病者を除染できるという条件を併せ持つ必要がある。さらに、汚染の状況によって選択されるべき除染方法は異なるので、除染方法に関する詳細は別項で述べる。

　ただし、重症の爆発外傷患者では救命のために除染を省略して救命処置が実施されなければ生命を救うことは困難である。爆発事案では dirty bomb と呼ばれる放射性物質を混ぜた爆発が想定されているが、この際にも救命処置が優先される。

重要　詳細が不明な多数傷病現場では、N95 マスクなど防じん腫のマスク装着を基とすべき！

❸ 救助者の被ばく問題

　CBRNE 災害における R・N 災害での放射線による被ばくに関しては、①現場に散布された放射性物質から放出される放射線と、②救出された傷病者に付着した放射性物質から放出される放射線、の２つの問題がある。

a．現場（Scene）からの放射線
　その現場での活動が可能なのか否かを判断するために、放射線安全管理者による空間線量測定に基づいた安全管理を実施する必要がある。

b．傷病者（Survivor）からの放射線
　傷病者の体表に付着した放射性物質から放出される放射線は、付着した物質を除染することによって安全な放射線量まで低下させることができる。しかし、除染をしなくても救助・救命医療活動に際して、汚染された傷病者からの放射線による一定時間内の外部被ばく（体外からの被ばく）程度では救助者の健康被害をもたらすことは想定されない。このことが、前述した dirty bomb による重症外傷で除染を省略して救命処置を実施する根拠である。例外は放射性物質の塊をポケットに忍ばせるなど、放射線を放出する線源そのものが体表についている場合である。一方、放射性物質を空気とともに吸い込む、あるいは飲み込むなどの内部被ばく（体内からの被ばく）では、少量でも健康被害を生じるので、前述したマスクによる防護が重要である。

4 検　知

　検知とは、原因物質が何かを判別する定性検査と、どれほどの量なのかを判別する定量検査とがある。CBRNE のすべてにおいて検知が可能なわけでなく、化学剤、生物剤の一部と放射線に関して可能である。現場活動にあたって、危険物が特定されることは防護具の選定やゾーニング、医療活動などが明確になり、救助活動を円滑にする。

5 エリア設定：ゾーニング；自分、現場の安全

　化学剤や放射線による救助者の二次被害が発生しないように、日常的な標準防護策で対応できる場所と特別な装備や時間管理、または近づくべきでないエリアなどを区分して明確化する。通常、消防や警察が活動する現場でも、一般人が入らないエリアを警戒区域、非常に危険性が高く救助隊など特別装備の人員のみが活動できる区域などのエリアが設定される。CBRNE 災害の中でも化学災害や放射線災害では汚染度合によって区域をより細かく区分して、活動するための防護具選定や活動時間を制限するなど対応を行う。化学剤、放射線災害ではウォームゾーン、ホットゾーン、コールドゾーンなどの名称で区分する。CBRNE 共通の対応指針として、爆発事案でも放射性物質を混ぜた複合災害であることもあるので、まずはこの 3 区域に分類することが多い（**図4**）。

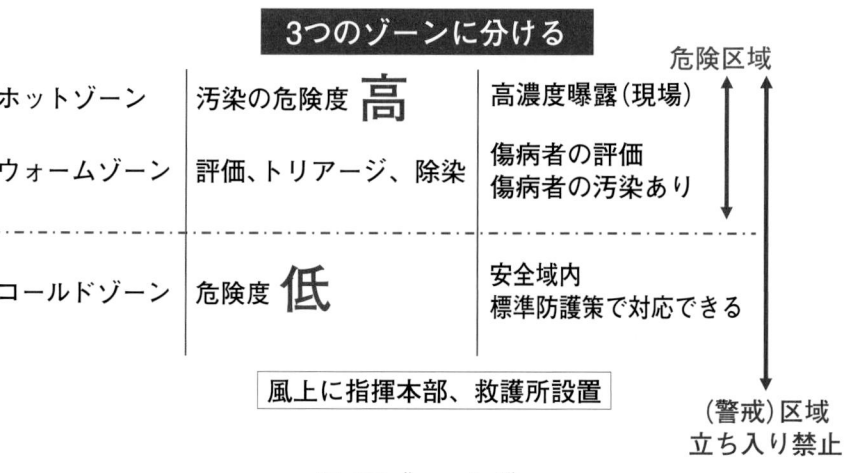

図4■ゾーニング

6 現場活動のための資機材

　多数傷病者事案において、現場での救命医療を実施するための資機材以外に CBRNE 災害では追加すべき資機材がある。

▶**C・B・R・N 災害**：個人防護具(PPE)

▶**C・B・R・N・E 災害**：全面被覆型マスク(面体)、N95

▶**R・N 災害**：①救助者の安全な活動時間を示すためのポケット線量計

　　　　　　　②現場の安全確保や傷病者の放射線汚染を確認するための**線量計**(GM サーベイメーター、NaI シンチレーター、電離箱など)

▶**C 災害**：現場で早期に傷病者に投与するための**解毒剤**(神経剤に対するアトロピン、シアン剤に
対するシアノキットなど)や、より早期簡便に投与するための**自動注射器**※

▶**E 災害**：離断した四肢の出血を抑えるための**ターニケット**

---

7 初動時の活動指針

　MCLS コースでは多数傷病者事案での先着隊の活動指針をまとめたスイッチ、指揮、安全、情
報、報告、要請、場所取り(ス指安情報要場)の項目が使用されている[2]。これにも合致した内容で

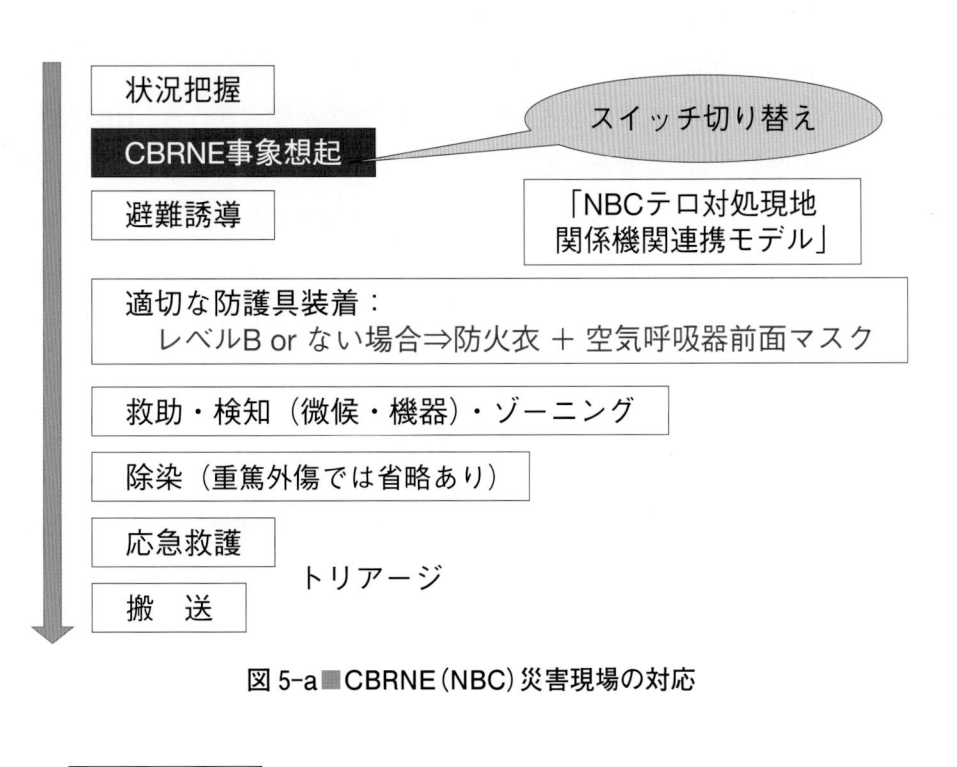

図 5-a ■ CBRNE (NBC) 災害現場の対応

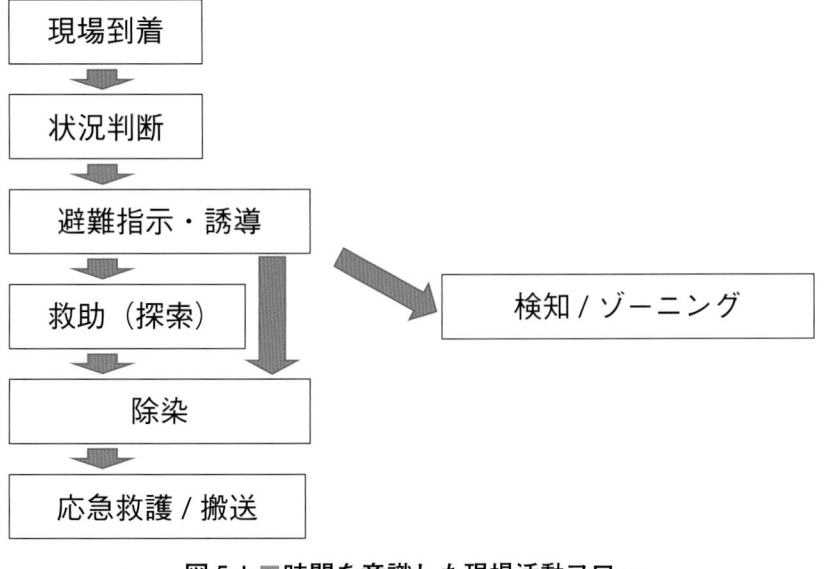

図 5-b ■ 時間を意識した現場活動フロー

※：現場で即時薬剤が投与できるように、注射器・薬剤・針が一体化された器具である。海外では、神経剤対
応のアトロピンとオキシムが1本に収められた自動注射器が認可されている(国内未承認)。

Time is LIFE！　時は命なり

一刻も早く

避　難	**逃がせ！**
救　助	**助けろ！**
脱　衣	**脱がせ！**
応急救護	**治せ！**

図6■重要なコースコンセプト

あるが、その特性から安全に関する注意事項が多い。しかし、より重要なことがある。傷病者の安全をどのように確保するか、つまり病態の悪化を避け、人命を救うために行う行動理念である。有毒物質が存在する場所にとどまることは、傷病者の状態の悪化を招く。また、すぐにその場から立ち去れば健康被害が生じないで済む人が、その場にとどまることで発症するリスクが高まるのである。早期に自力で動ける人には避難を呼びかけることで、被災者を減らすことができる。自力で動けない人に対しては、救助者が適切な防護具を装着して短時間で救出することが重要である。同様に救出された傷病者や有毒物質を曝露された被災者は一刻も早く脱衣を含む除染をすることで、病態悪化を免れる可能性がある。もちろん、症状が出現した傷病者に対する早期の治療開始も救命に欠かせない（**図5-a、b**）。このように、「早期に」「一刻も早く」対処することの重要性を肝に銘じて、現場活動を開始するように、**時間の概念**を強調する（**図6**）[3]。

①避難誘導：危険物や有毒物質が存在する場所から一刻も早く離れることは非常に重要である。

②即刻救助開始：適切な個人防護具（PPE）を即刻装着して、自力で移動できない被災者の探索と早期に救助すべきである。

③脱衣：まず行うべき除染行為として脱衣をさせる。

④応急救護：重篤な症状をきたしている傷病者に対して、即刻、解毒剤投与を含めた救命処置を実施する必要がある。

（阿南英明）

文　献

1）NBCテロ対策会議幹事会：NBCテロその他大量殺傷型テロ対処現地関係機関連携モデル．内閣官房，2016．
2）大友康裕（編）：標準多数傷病者対応MCLSテキスト．ぱーそん書房，東京，2014．
3）阿南英明：新・化学テロ現場　病院前活動の考え方と実際；厚生労働行政推進調査事業研究成果「化学テロ等発生時の多数傷病者対応（病院前）活動に関する提言；被害者の救命率の向上と対応者の安全確保の両立を目指して」．ぱーそん書房，東京，2020．

1・避難・救助

1 避難誘導

　化学剤、生物剤、放射性物質など、有害で汚染の原因になる物質に近い場所にとどまることは、高濃度に長時間曝露されることになる。よって、被災者を一刻も早く汚染現場(ホットゾーン)から避難させることを最優先で実施する必要がある。時に、現場にいた人を避難させることが、有毒物質の拡散につながると心配する考え方があるが、被災者を早期に遠ざけることが何より重要である。例えば、火災現場で早く避難させることは当たり前のことであり、同様に考えるべきである。一刻も早い避難を指示誘導することによって、自分で動ける人は避難を実施できる。結果的に傷病者を減らすことになり、既に症状が出ている場合でも、病態悪化を抑止できる可能性がある。そのために、現場到着した救助者は事態発生を疑った時点で、まず拡声器等を用いて避難誘導することが求められる。この際に、方角や場所など、「どこへ避難しなさい」と明確に示すと多数の被災者行動を促すことになる。ただし、原因物質の比重や位置、大きさや濃度、風向風速、場所の高低など不確定な要素があり、拡散しやすい方向を即時的に判断することは困難である。屋内や地下が発生場所であれば、外の開放された場所を選び、より遠方へ避難させることを優先する。避難が困難な場合にはドア・窓を閉め隔絶された場所を確保する選択もある。

2 救　助

　自力避難できない人のために一刻も早く救助を開始することが救命に欠かせない。適切な個人防護具(personal protective equipment;PPE)装備と訓練を受けた消防隊員が救助活動を行うべきである。この際に、NBC専用装備がない場合でも、それら機材の到着を待つと時間が経過してしまう。よって、全面空気呼吸器マスクと防火衣装着での救助開始を考慮すべきである。防火衣や手袋に化学物質が付着することは前提なので、短時間の活動(生存者がいる場合には30分以内)に努め、終了次第、マスク、防火衣、手袋の装脱を行い、消防放水などによる除染を即座に実施する。

(阿南英明)

<h1 style="text-align:center">2・防　護</h1>

1 防護の原則

　危険物に対する防護の3原則は、距離、時間、遮蔽である。十分な距離をとり、可能な限り時間を短くすれば防護が可能となるが、原因物質の特定、救助救出、除染活動のためには、接近して、継続した活動が求められるため、遮蔽のための装備が不可欠となる。

　危険物は主に気道・呼吸器と皮膚や粘膜(眼)を通して体内に吸収されるため、防護の対象は主に呼吸と皮膚・粘膜であり、それぞれ呼吸用保護具と防護服を用いる。本章では呼吸用保護具、防護服、手袋、長靴などの備品を合わせて防護具とする。これら個人が身につけて安全を確保する装備を個人防護具(personal protective equipment；PPE)という。

2 防護に必要な知識

1 給気式呼吸用保護具とろ過式呼吸用保護具

　気道・呼吸防護のために呼吸用保護具が用いられる。呼吸用保護具は空気を吸うための装置と顔面や眼を保護する面体からなる。外部から供給される空気を、調節装置(レギュレーター)を通して呼吸する「給気式呼吸用保護具」(図1)と、外界の空気を吸収缶と呼ばれるフィルターで清浄して呼吸する「ろ過式呼吸用保護具」(図2)に大別される。

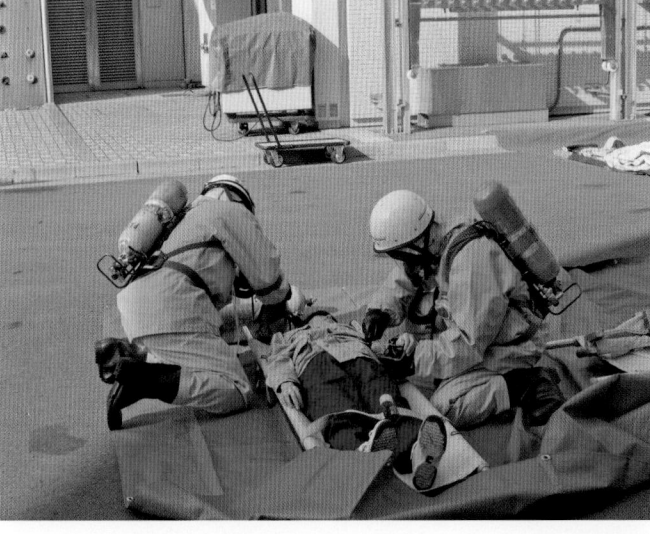
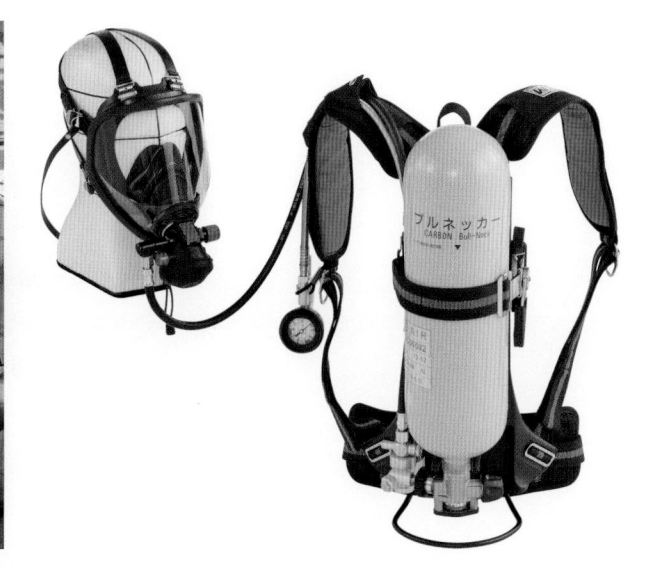

図1●給気式保護具

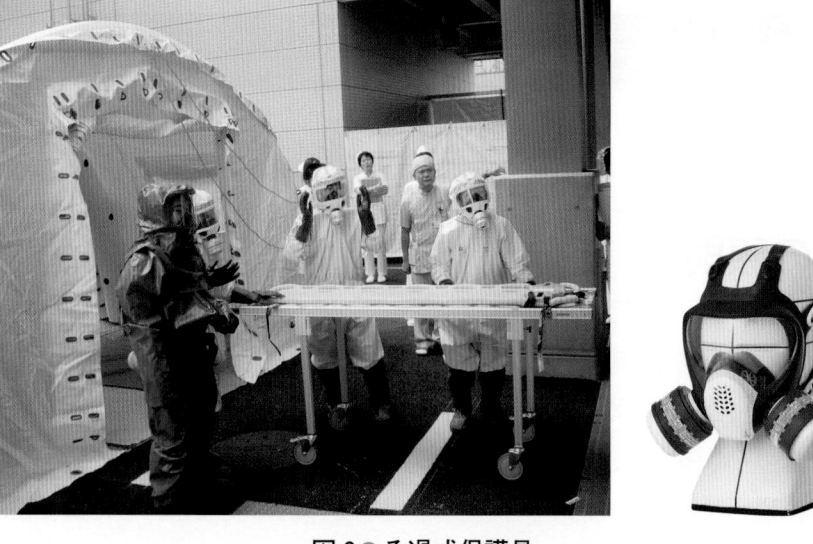

図2●ろ過式保護具

2　吸収缶（図3）

「ろ過式呼吸用保護具」の防毒マスクでは吸収缶を用いるが、その特性や使用方法を熟知する必要がある。吸収缶は大別して有毒ガス用と粒子状物質を除去する防塵用に分けられる。使用する吸収缶が想定される原因物質と適合するか確認することが必須である。

吸収缶の効果は、使用する物質、濃度により低下するため、指定された使用可能時間を考慮して交換する。使用中に臭気・刺激などの異常を感じたときは、速やかに交換する。

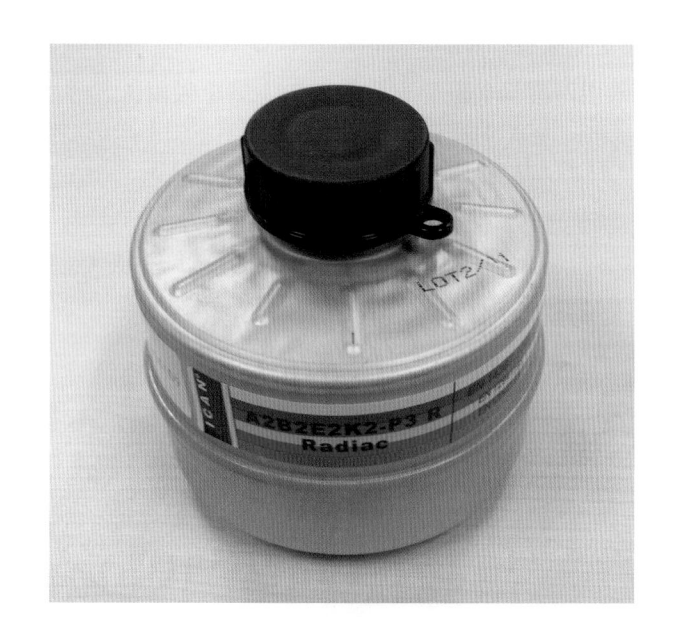

図3●吸収缶

③　防護服

　防護服は、機械的な力(引っ張り、引き裂き、突き刺し、屈曲など)に対する強さに加え、耐透過性、耐浸透性(撥水性)の性能を有し、国際的な基準が定められている。

　材質や加工法によりその効用が異なる。材質としては、ポリエチレン、ポリプロピレン、ポリビニルアルコール、ニトリル、ネオプレン、天然ゴムブチルなどがある。多層加工や表面をポリマーコーティングすることにより強度や耐化学性を増している。

　目的とする剤に応じて化学防護服、生物防護服、放射線防護服などと呼ばれることがあるが、化学防護服がより高い耐透過性、耐浸透性の基準が求められる。一方、生物防護服は気体や液体に対する性能が劣るため、生物防護服を化学防護服として使用することがないように注意する。

　放射線に対しては、特にγ線や中性子線に対する防護服の効果は乏しいため、個人線量を測定したうえで内部被ばくを防ぐ目的で防じん効果をもつ防護具を用いることが通常である。

③　防護具のレベル

　化学剤や生物剤を対象とした防護具はレベル A〜D に分類される。

①　レベル A(図4)

　高度の呼吸保護、皮膚および眼の防護を必要とするホットゾーン(汚染区域)で作業する要員が装着する防護具である。

　給気式呼吸用保護具として空気ボンベを背負った隊員の全身が被包されるタイプの防護具である。気道、皮膚・粘膜とも外界と完全に隔絶され、さらに防護服内は陽圧となっているため、危険物を防護服の中に吸い込む危険はなく、最も安全な防護具である。原因物質や毒性がわからない状況で、濃度の高い化学剤、生物剤が想定される現場でも対応可能である。

　一方、欠点としては、①空気ボンベの容量に応じた活動時間(通常 20〜30 分)、②規定時間内に水などの除染の後に脱衣する必要があること、③そのため除染設備が立ち上がることを前提にして進入すること、④迅速な移動が困難であること、⑤内部は高温となるためクールベストなどの体温管理が必要であること、⑥外界の音が聞こえにくく、防護具内の音も外へ伝わりづらいため、骨伝導マイクなどの通信のための配慮が必要であること、である。十分な訓練したもののみが装着可能な防護具であり、一般的には専門部隊隊員の活動に限られる。

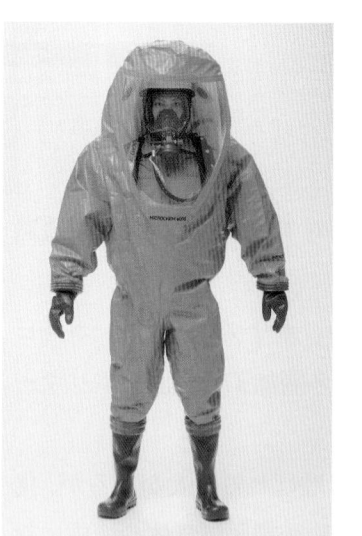
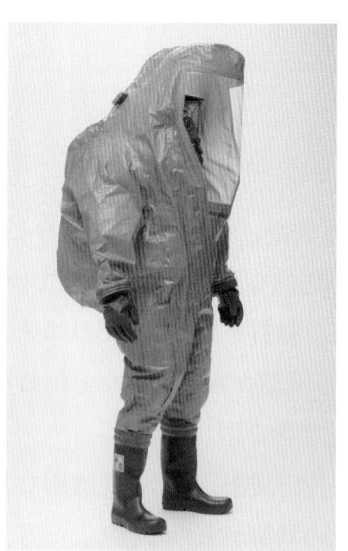
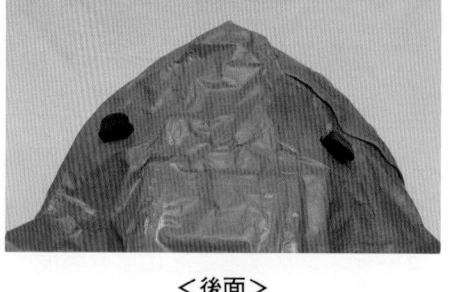

<後面>

<前面>　　　　<横面>

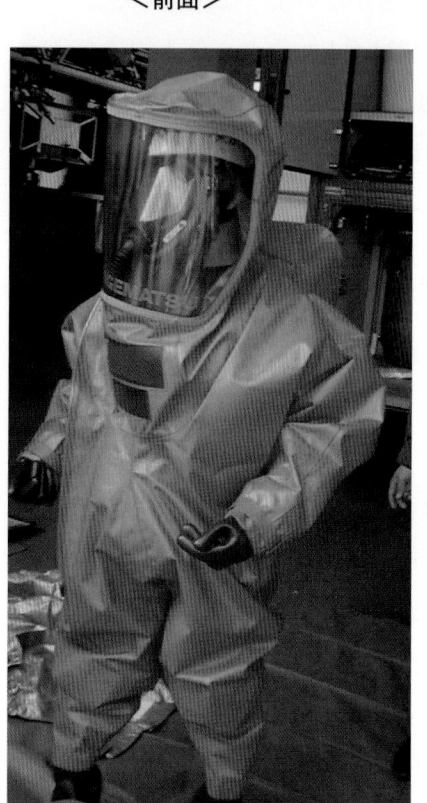

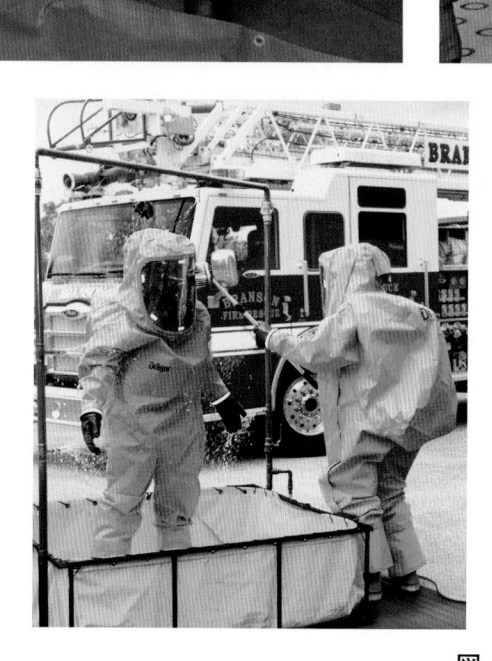

図4●レベルA防護具

2　レベル B（図5）

　防護服を装着しその外に給気式呼吸用保護具を用いたタイプの防護具である。皮膚防護は、レベル A 防護具より低くてよいホットゾーン（汚染区域）またはウォームゾーンで作業する要員が装着する防護服である。

　絶えずきれいな空気が供給されるため気道の安全性が高い。ただし、防護具内の陽圧が保たれないので、レベル A と比較して安全性は劣る。一般的に消防隊は消火用として給気式呼吸用保護具の扱いに慣れているため、多くの消防隊員が使用可能である。一方、欠点としては、空気ボンベの容量に応じた活動時間（通常 20〜30 分）となることと、規定時間内に水などの除染の後に自給式呼吸器を替える必要があることである。

　医療機関においては、壁の配管から圧縮空気をエアラインと呼ばれるホースにより給気式呼吸

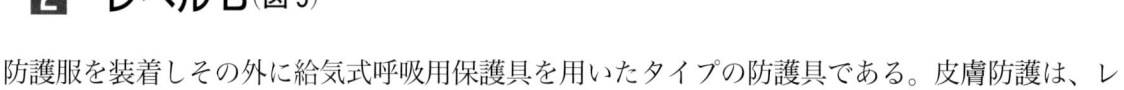

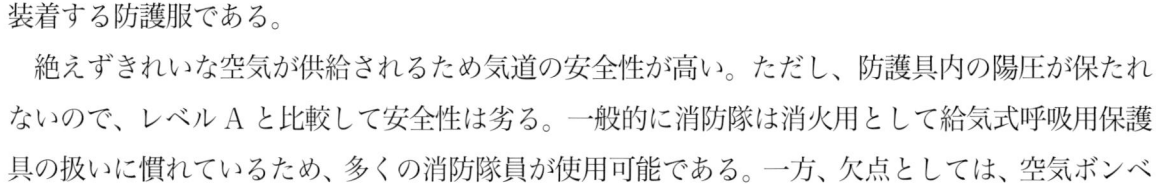

<前面>　　　　　　　<後面>　　　　　　　<横面>

図 5 ● レベル B 防護具

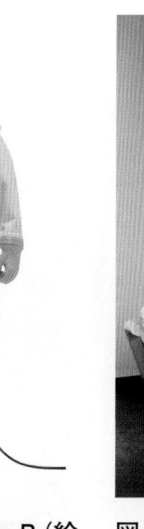

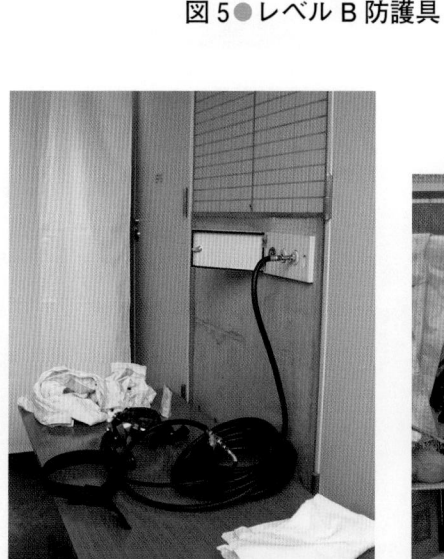

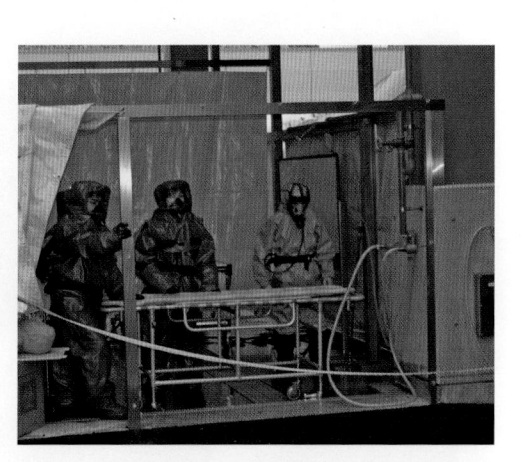

図 6-a ● レベル B（給　　図 6-b ● エアラインとレギュ　　図 6-c ● 左はレベル C 装備、右はレベル
　　気式呼吸用保　　　　　　レーター、面体　　　　　　　　　B 装備（エアライン）
　　護具）

29

用保護具に供給し活動することが可能である（**図6-a～c**）。ボンベや清浄空気製造装置から配管を通して圧縮空気が供給される。ボンベを使用する際には、供給ガスの残量を絶えずモニターし、残量が減少すると警報を発する装置が不可欠である。

　消防が通常使用する防火衣は給気式防護具を用いており、呼吸の防護の観点からはレベルBと同等である。しかしながら皮膚防護の観点からは密閉性と浸透性から安全性の面でレベルBよりも劣る（**図10**、後述）。

３　レベルC（図7）

　皮膚防護は概ねレベルB防護具と同等水準を得られるが、呼吸保護はレベルB防護具より劣る。

　防護服、全面型マスクを装着し、吸収缶で吸気の安全を確保する「ろ過式呼吸用保護具」の防毒

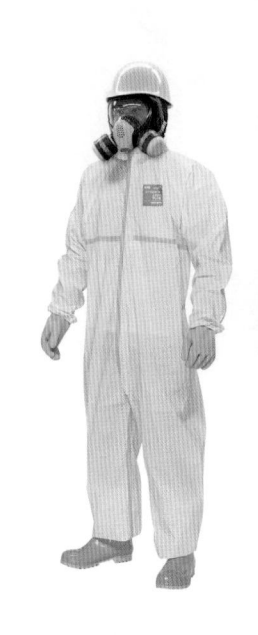
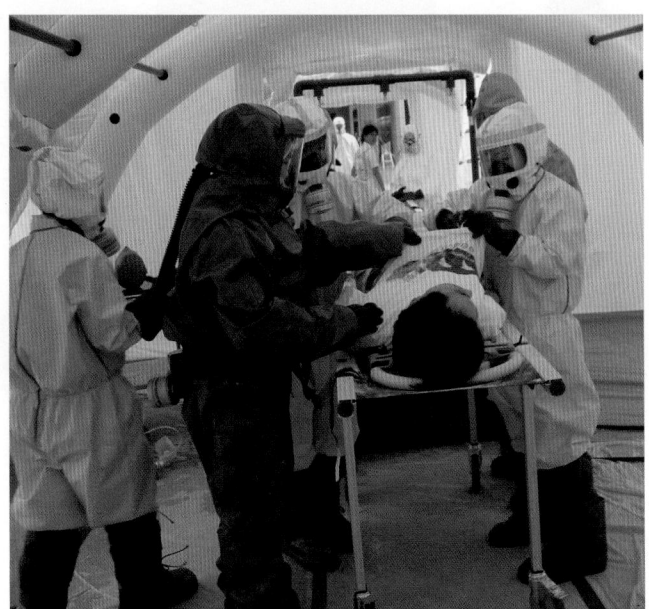
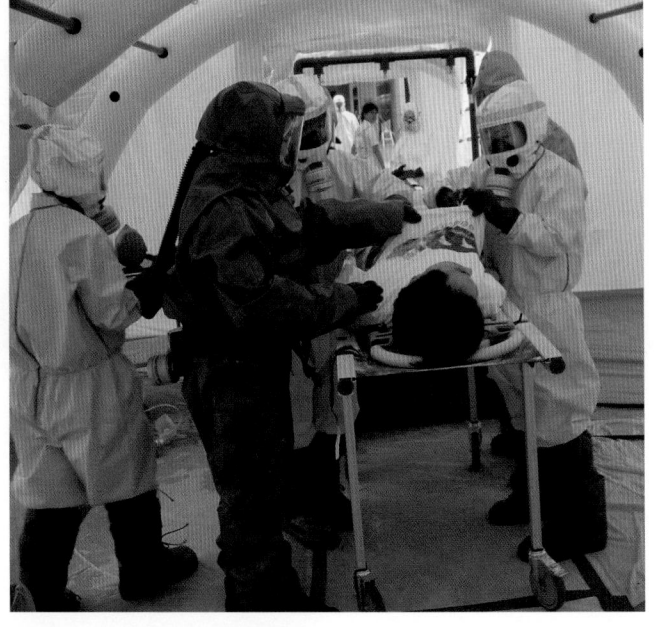
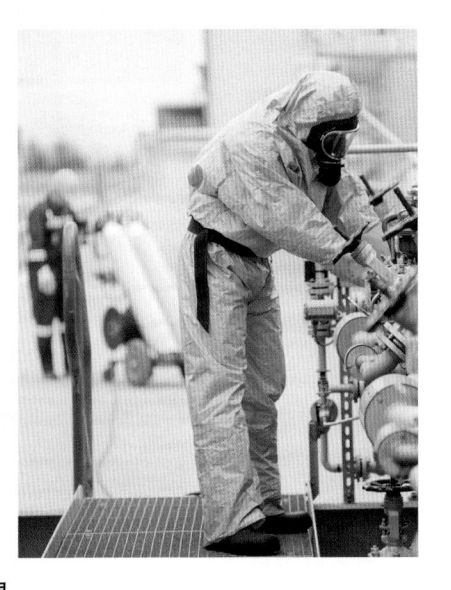

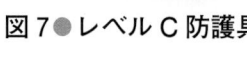

図7●レベルC防護具

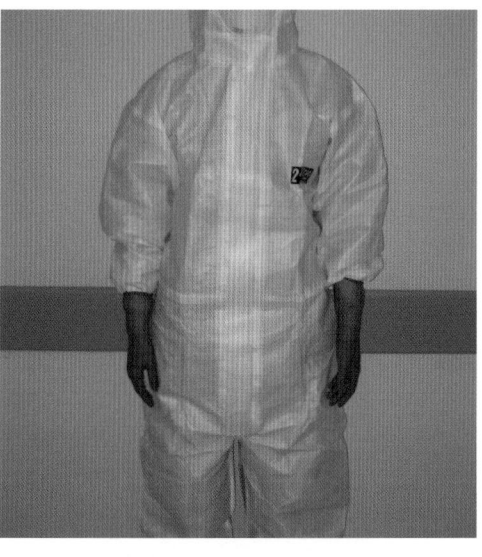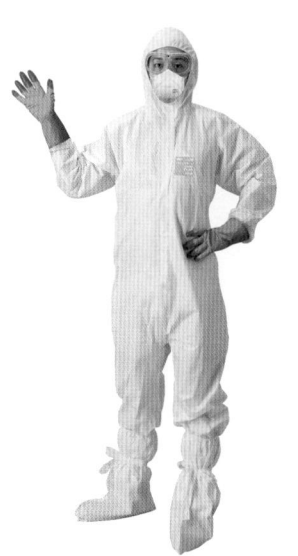

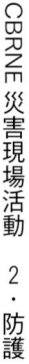

図8●生物剤対応C防護具（ガウン、ゴーグル、N95マスク、手袋
　　（二重）、長靴）

マスクが用いられる。多くの種類のものが商品化されており、電動ファン付き呼吸用保護具
（Powered Air-Purifying Respirator；PAPR）が装備されているものもある。酸素欠乏環境ではな
く、原因物質が同定され、吸収缶が原因物質に適合していることが使用の前提となる。

　医療機関における化学剤の対応において、通常患者に付着する原因化学物質の濃度は低く、環
境濃度が許容範囲内であることが想定されるため、レベルCが標準となっている。

　生物剤に対しては、防護服、全面型マスク、あるいはN95マスクとゴーグル、二重の手袋、長
靴で可能である（図8）。

4　レベルD（図9）

　通常の標準防護策であるマスクと簡易防護服あるいは医療機関であれば感染症や外傷患者に対
する標準予防策（帽子、ゴーグル、医療用マスク、長袖ガウン、エプロンなど）と同等レベルである。

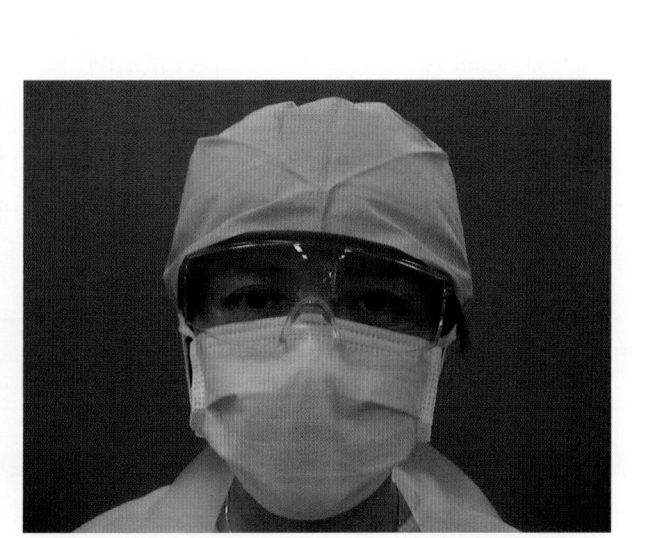

図9●レベルD装備（通常の標準予防策：帽子、ゴーグル、長袖ガウン、エプロン、手袋、靴）

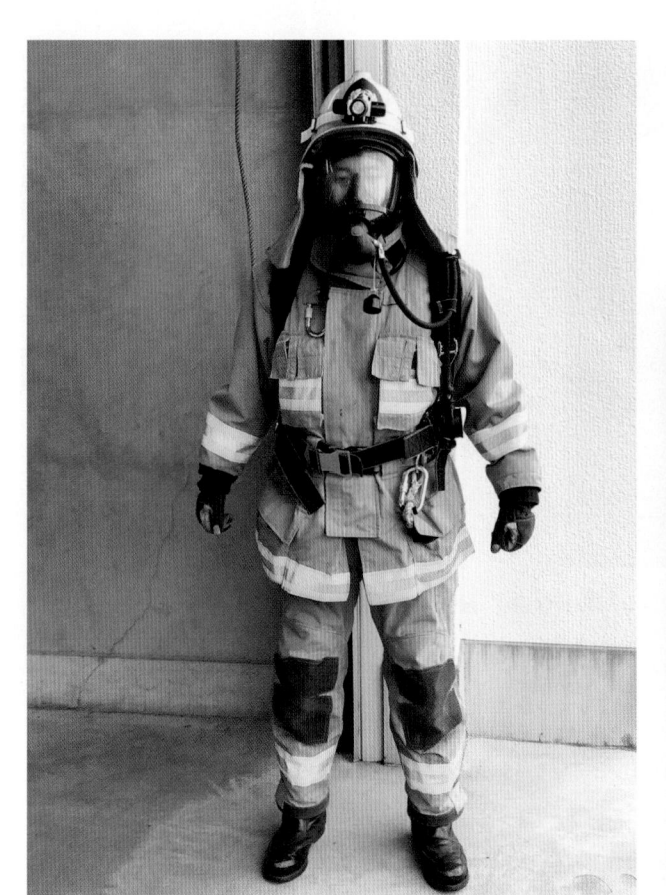

図10●有効性が高い通常装備

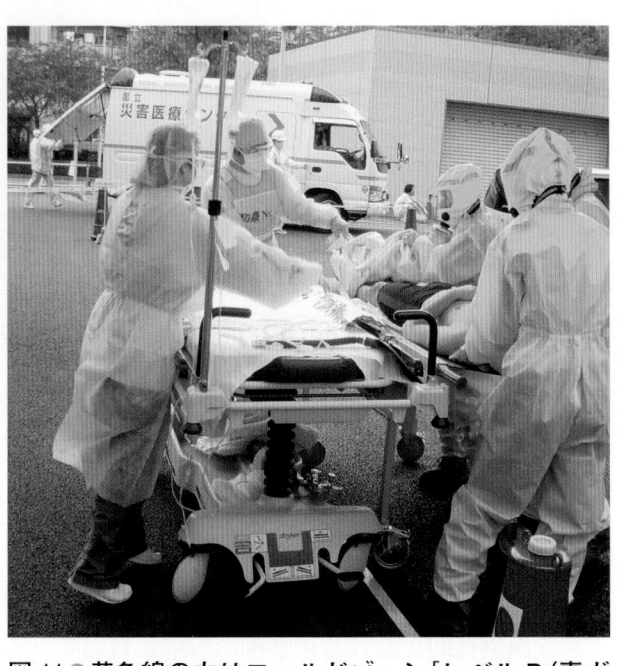

図11●黄色線の左はコールドゾーン［レベルD（青ガウン）着用］、右はウォームゾーン（除染区域）のためレベルC（黄色ガウン）を着用している。

　防塵マスクやN95マスクは病院においても入手可能なことが多く、特に粒子状物質に付着する放射性物質や液体粒子には有効であり、レベルD 気道呼吸保護装備として標準である。

5　通常の消防防火装備の応用

　消防の消火活動において消防防火衣と給気式呼吸用保護具は標準の装備であるが、この装備に顔面全体を覆う面体と頸部や後頭部の露出部の防護が追加されれば、レベルBに近い防護性の装備と考えられる（図10）。気道の防護性は非常に高いので、前述のような高レベルな防護具が到着しない初期対応において、要救助者を救出するために短時間に限ってこの装備で汚染域に侵入して探索活動や救助活動を実施することも考慮される。ただし適切な防護具が到着したら、順次交代してこの装備で進入した隊員は特に皮膚に関して除染を受ける必要がある。

4 ゾーニングと防護服

　活動区域は、ホットゾーン、ウォームゾーン（除染区域）、コールドゾーンに分けられるが、指定された区域で決められた防護服を着用する（図11）。自らを除染後、決められた手順で脱衣する。

（本間正人）

3・検知・ゾーニング

●はじめに

　避難誘導と救助活動は即座に実施するべき行為であり、検知やゾーニングに時間を費やしてはならない。避難誘導と救助活動を即座に開始しながら、同時並行して以下の検知やゾーニングを実施する。

1 検 知

　有害な物質が存在するか否か、何が存在するのか(定性)、存在する場合にはその濃度や強さ(定量)を測定することを検知という。傷病者に表われる症状から有毒物質の存在や散布された事実を把握することも検知の1つであるが、本項では機械的検知について既説する。日本では特殊な災害への初動は主に消防、警察、自衛隊が行い、それぞれの組織ごとに検知器を有している。火災や可燃性ガスによる爆発、ガスによる中毒は日常的に発生するため、酸素、メタンガス(CH_4)、一酸化炭素(CO)や硫化水素(H_2S)の検知は**図12**のような検知器を用いる。それ以外は化学物質、細菌、放射線の種別に応じた検知器を使用する。

　図13は有毒化学物質に対する検知器である。シアン化水素(HCN)、塩化シアン($CNCl$)、アルシン(AsH_3、ヒ素水酸化物)、塩素(Cl_2)、サリン($C_4H_{10}FO_2P$)、マスタードガス($C_4H_8Cl_2S$)、硫化水素(H_2S)、二酸化硫黄(SO_2)、モノメチルヒドラジン[$CH_3(NH)NH_2$]などの同時検知に用いる。

　生体に影響を及ぼす生物物質には、毒素として難揮発性生物毒素(貝毒サキシトキシン、植物毒リシン)や細菌蛋白毒(黄色ブドウ球菌腸毒素Bボツリヌス毒素など)に加え、ウイルス(天然痘、エボラ出血熱)、クラミジア、リケッチア、細菌(炭疽菌、ペストなど)、カビ、原生生物などがあ

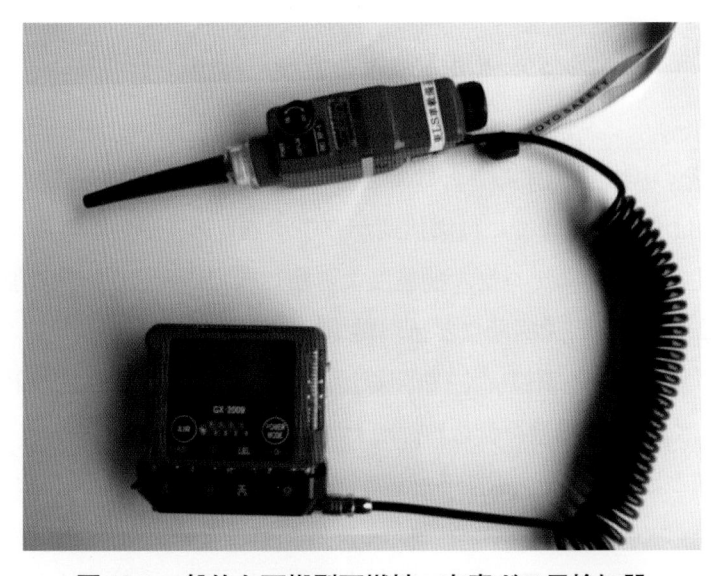

図12●一般的な可搬型可燃性・有毒ガス用検知器

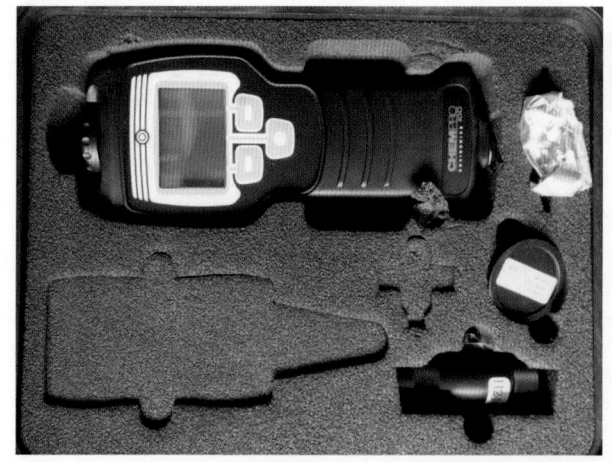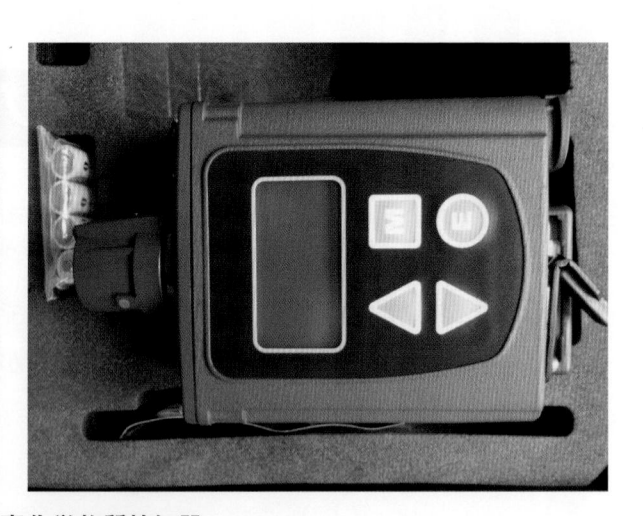

図13●可搬型有毒化学物質検知器

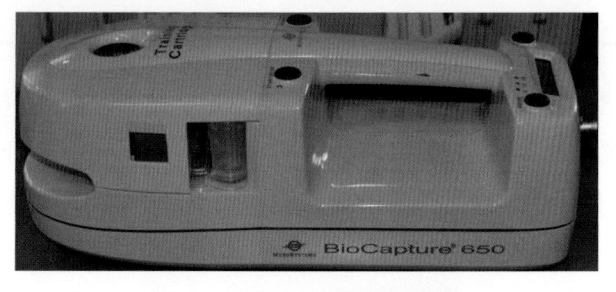

図14●可搬型生物剤検知器

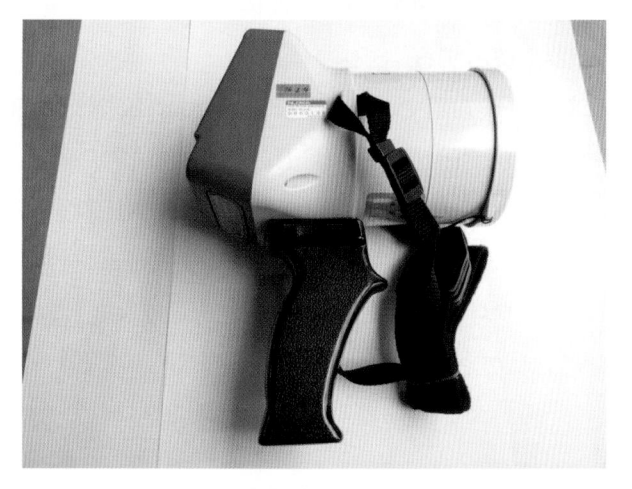

図15● γ 線用電離箱式サーベイメーター
（X 線、 β 線にも対応可）

る。これらすべてをその場で検出することはできず、さまざまな段階を経なければならない。ウイルス感染や細菌感染は発症するまでには潜伏期が存在するため、平時からのサーベイランスが重要である。**図14**は生物物質のエアロゾル捕集による検知機である。炭疽菌芽胞、ペスト菌、天然痘ウイルス、植物毒リシン、野兎病菌などを現場で検知する。

　放射線の測定には主として外部被ばく（空間線量を含む）、内部被ばく、放射能の3つに分類される。検知は外部被ばく（空間線量を含む）を測定するもので、一般にサーベイメーターと呼ばれ、放射線の種類や目的により機器を選択する必要がある。また、検知の様式により、電離箱式、GM管式、シンチレーション式、半導体式などがある。外部被ばくの主な標的は透過性の強い γ 線で、検知のためには可搬型を用いる。**図15**は電離箱式サーベイメーターで、比較的正確な線量の測定

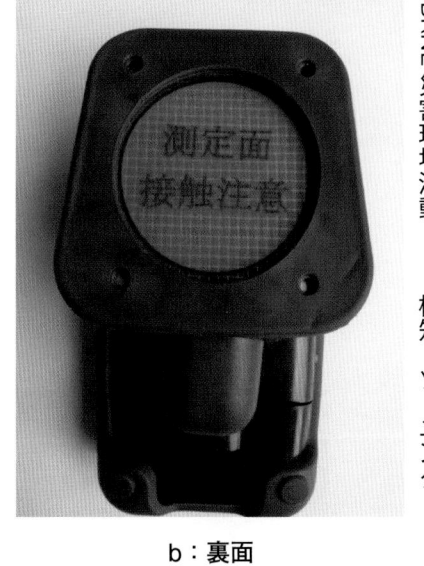

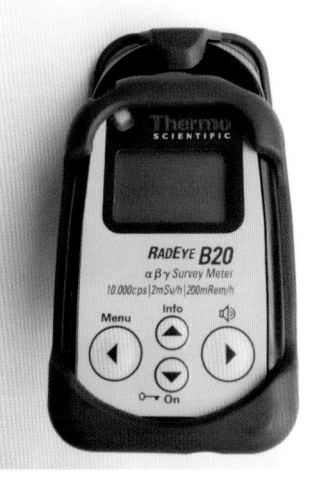

図 16●β 線用 GM 管式サーベイ
メーター（γ 線にも対応）

a：表面　　　　　　　b：裏面

図 17●汎用（α 線、β 線、γ 線、X 線に対応）の GM 管式サーベイメーター

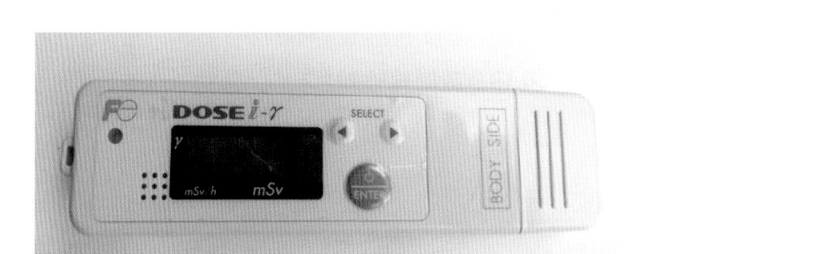

図 18●半導体式 γ 線個人線量計（X 線にも対応）

が可能である。

　図 16 は GM 管式サーベイメーターである。安価で普及しているが、電離箱式に比べ正確性は劣る。図 17 は汎用（α 線、β 線、γ 線、X 線に対応）の GM 管式サーベイメーターである。個人が被ばくする線量をリアルタイムに計測する機器もある（図 18）。

〈クイックサーベイについて〉（図 19）

　多数傷病者事案での放射線検知は、この事案で放射性物質が混入している事案か否かが問題となる。そのために、被災者の中から数名を抽出して放射線が検知されるかを調べる。これをサーベイランスという。実施しやすい傷病者をサーベイランスの対象にすればよいので、重篤な外傷患者ではなく軽症または外表情の損傷がないなどやりやすい数名に対して実施する。目的は放射線がかかわる事案か否かの判断なので、頭部、両手、両足底など比較的放射性物質が付着しやすい5部位を抽出して実施する。この方法をクイックサーベイと呼ぶ。数名に関してサーベイランスを施行して放射線が検知されなかった場合には、放射性物質による汚染を否定した活動に切り替えることができる。

・指定箇所の検知を行う
　　⇒頭・顔、両手、両足底
・10cm/秒程度 ≒ 1分/人
・数cm離して移動させる
・やりやすい人・部位で行う

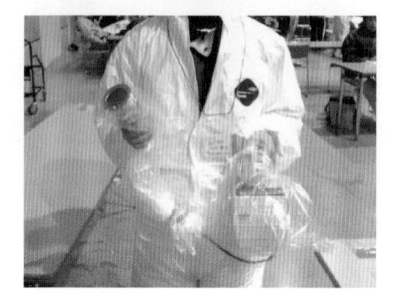

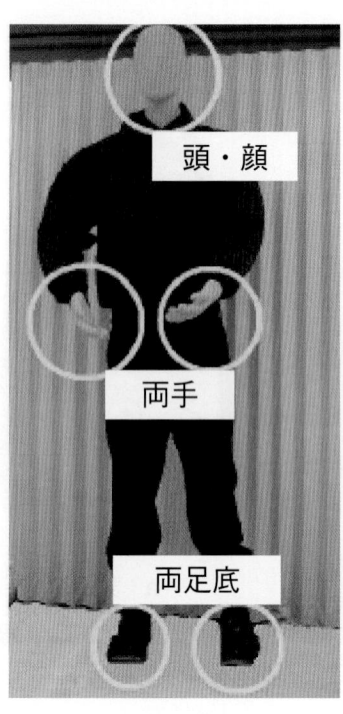

頭・顔

両手

両足底

5ヵ所

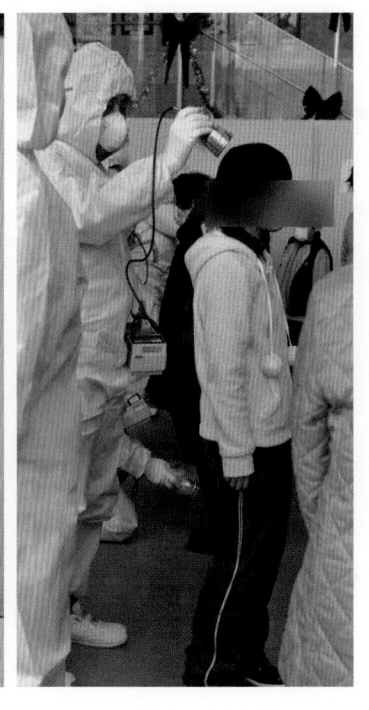

図19●放射線検知（クイックサーベイ）

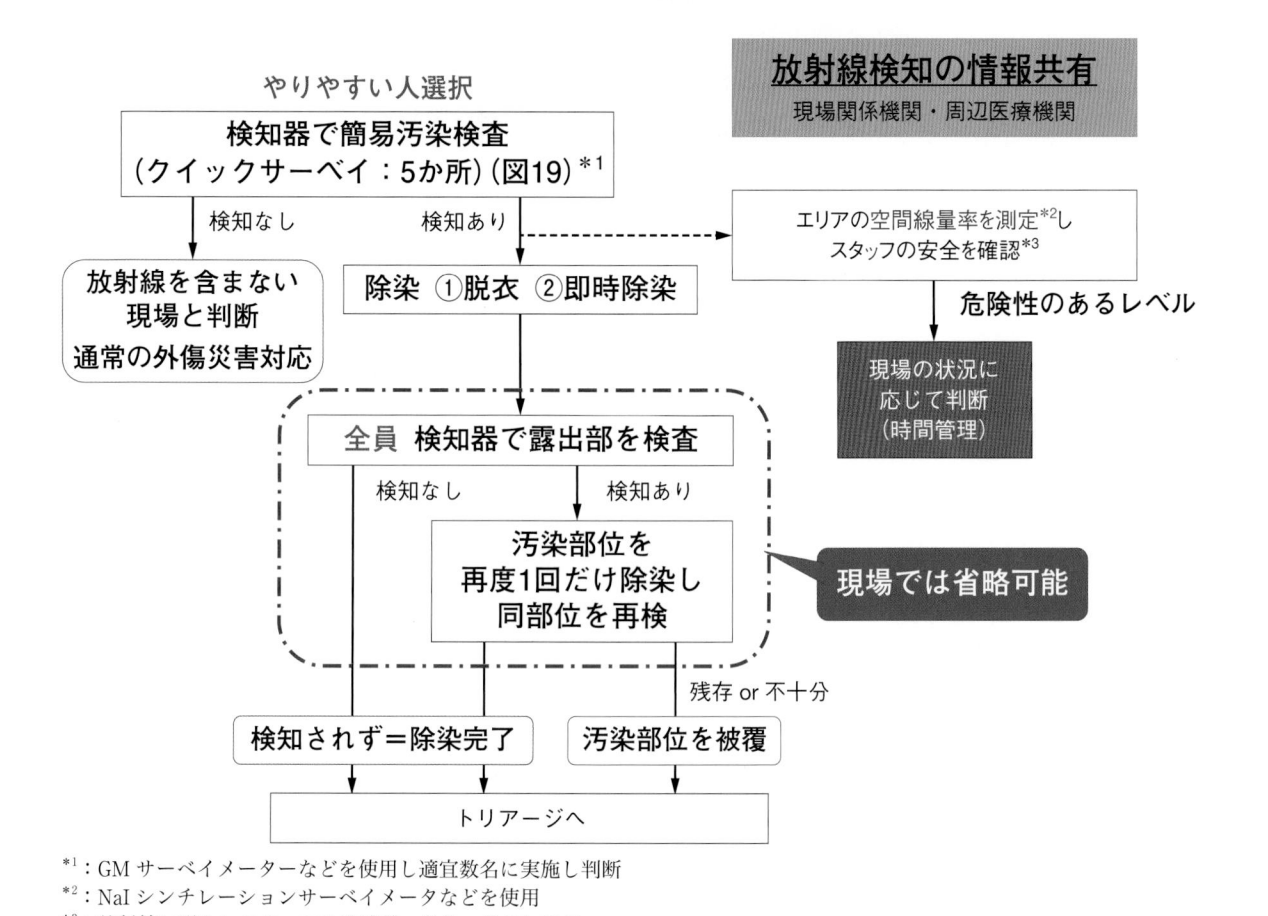

やりやすい人選択

検知器で簡易汚染検査
（クイックサーベイ：5か所）（図19）*1

放射線検知の情報共有
現場関係機関・周辺医療機関

検知なし　　　検知あり

放射線を含まない
現場と判断
通常の外傷災害対応

除染　①脱衣　②即時除染

エリアの空間線量率を測定*2し
スタッフの安全を確認*3

危険性のあるレベル

現場の状況に
応じて判断
（時間管理）

全員　検知器で露出部を検査

検知なし　　　検知あり

汚染部位を
再度1回だけ除染し
同部位を再検

現場では省略可能

検知されず＝除染完了

汚染部位を被覆

残存 or 不十分

トリアージへ

*1：GM サーベイメーターなどを使用し適宜数名に実施し判断
*2：NaI シンチレーションサーベイメータなどを使用
*3：放射線に詳しいスタッフを除染前・除染エリアに動員

図20●放射線に関する検知

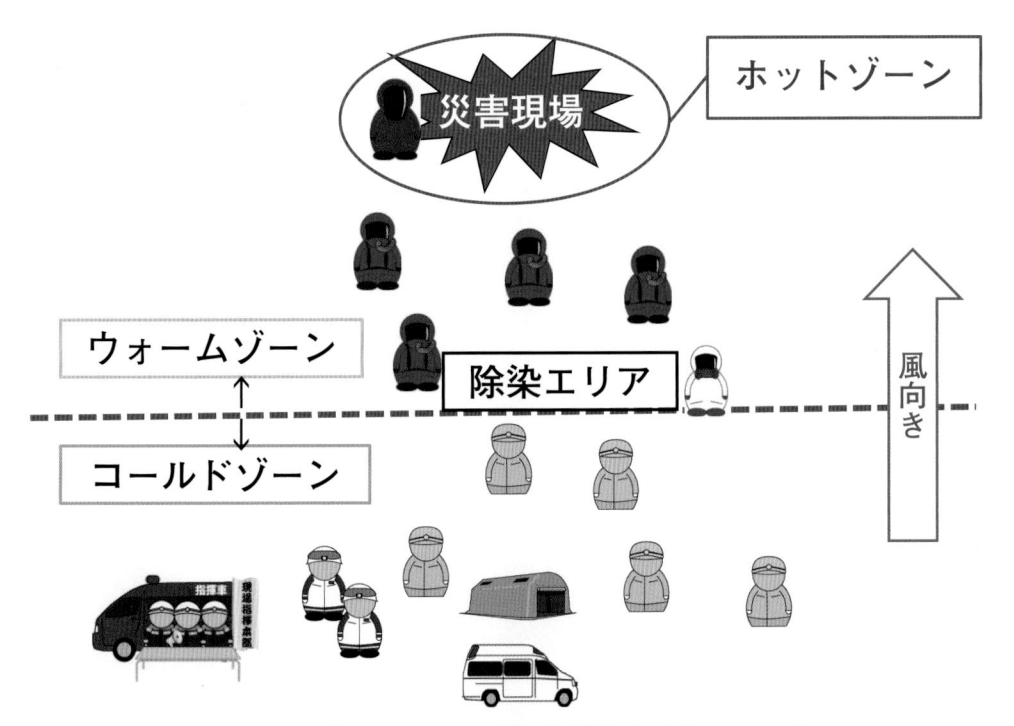

風向き

コールド
ゾーン

ホットゾーン

ウォーム
ゾーン

図21●ゾーンのイメージ

災害現場

ホットゾーン

ウォームゾーン

コールドゾーン

除染エリア

風向き

図22●各ゾーンにおける個人防護具と活動イメージ

2　ゾーニング

　一般的な多数傷病者事案の発生現場における安全の確保は、「危険区域」と「立ち入り禁止(警戒)区域」に分類する。しかし、CBRNE 災害では原因物質や事象発生現場からの距離、風向き、気温、物質の特性などにより、有毒物質の濃度、放射線量などに濃度勾配が発生するため、汚染の程度によりゾーンと呼ばれる3つの地理的区域に分ける。この行為をゾーンニングという。ゾーンは汚染が著しく、危険度の高い「ホットゾーン(Hot zone)」、除染のない汚染した区域「ウォームゾーン(Warm zone)」、汚染のない比較的安全な区域「コールドゾーン(Cold zone)」の3つである(図21)。除染はウォームゾーンとコールドゾーンとの境界付近のウォームゾーン内で行われ、ホットゾーンとウォームゾーンで活動するため適切な個人防護具(PPE)が必要になる(図22)。

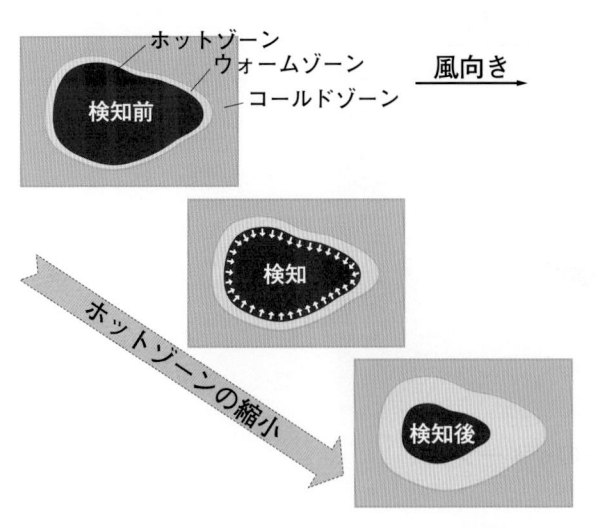

図 23-a●検知によるホットゾーン縮小

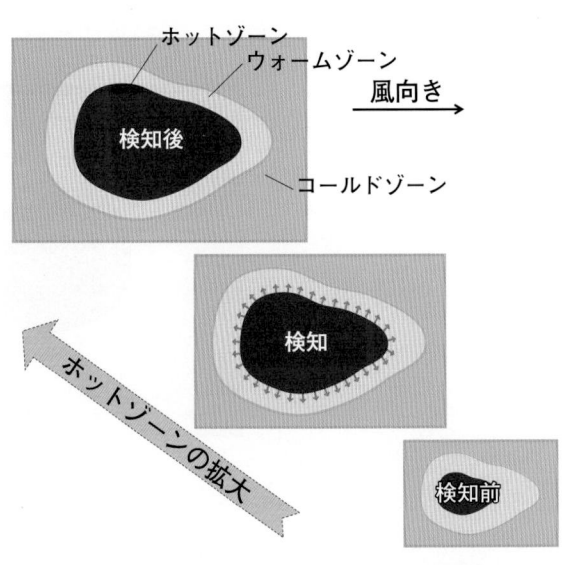

図 23-b●検知によるホットゾーンの拡大

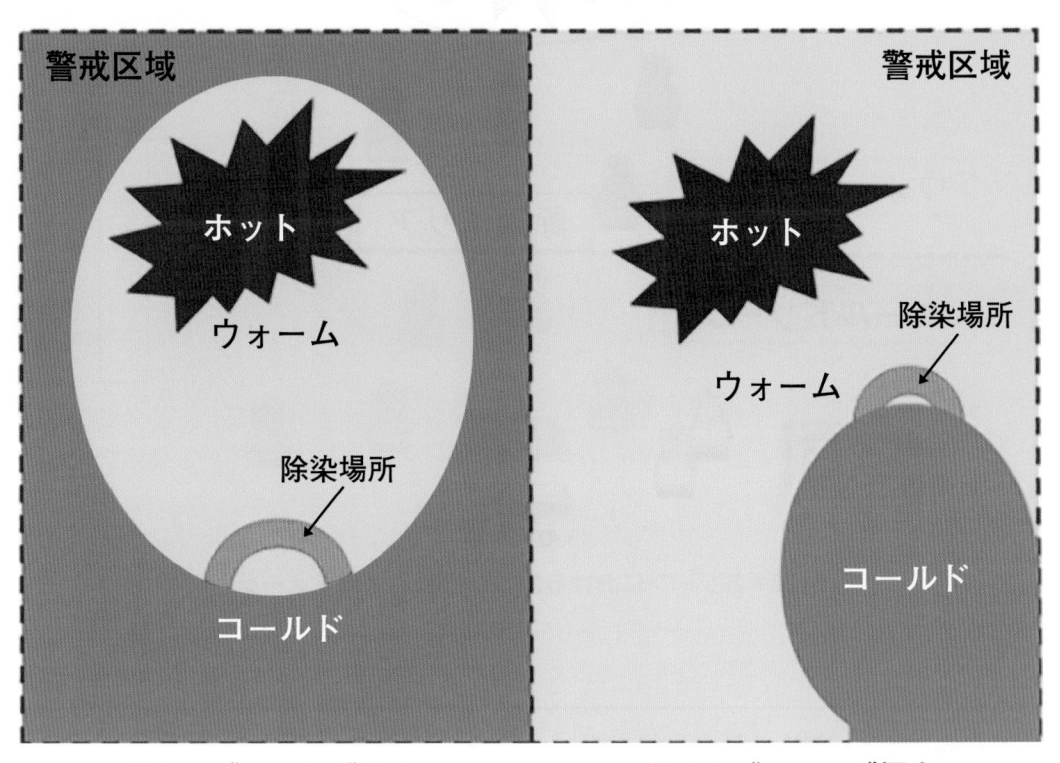

旧来のゾーニング概念　　　　　新たなゾーニング概念

図 24●活動エリア・ゾーニング設定の発想転換

　ゾーニングの目的は、①救助者の安全の確保、②被災者の除染場所の選定、③限られる個人防護
具の有効活用、④除染終了者の再汚染防止、⑤除染すべき区域の設定、などにある。
　検知がなされない状況でのゾーニングは難しく、検知の前後でゾーンは変化する（図 23-a）。初
期のホットゾーンを過小評価すると、結果的に被災者の増加につながるため注意が必要である（図
23-b）。ゾーンの境界はテープやマーキングにより可能な限り明示すべきであるが、道路、鉄道、
河川、建物などを目安とすることもある。

　ゾーニングに際してホット・ウォーム・コールドと楕円形で囲むように区切ることが一般的だが、実際には有毒物質が高濃度の存在し、その場にとどまること自体が危険なホットゾーンと、ある程度安全が担保されるコールドゾーンの確定が重要であり、その間が自動的にウォームゾーンとなる。しかし、自力で移動が可能な被災者が際限なく広い範囲で避難行動をとるので、ウォームゾーンの囲い込みは容易ではない。ホットゾーンとコールドゾーンを一定の目安で暫定的に確定して素早い現場活動を展開することこそが重要である（**図24**）。各ゾーンの境界はある程度不明確であり、防護具や人的な動線の交錯は許容して、早期活動を展開することが重要である。

　各ゾーンにおける活動ではゾーンに応じた個人防護具の着用が規定されている。化学テロではそれぞれホットゾーンはレベルA、ウォームゾーンはレベルB、またはレベルCクラスの個人防護具を着用する（「4-2・防護」33頁参照）ことを規定しているマニュアルが多いが、迅速に救助活動を開始するためには、現場でし得る最善策による臨機応変な対応が必要である。いずれの防護服の着用においても、気道と露出部の保護が重要となる。

　生物災害および生物テロにおけるゾーニングは、基本的には化学テロに準じた考え方である。

　放射線関連災害におけるゾーニングには議論が残るが、災害発生現場における放射線被ばくの積算に注意が必要である。文献[1]によれば、撤退すべき積算線量を50mSvと規定している。単純計算すれば、10mSv/時の環境下で5時間、1mSv/時で50時間、100μSv/時で500時間となる。

　CBRNEにおいては化学反応、温度、蒸発、拡散、気流などの要素により濃度変化や濃度勾配が存在し、かつそれらは経時的に変化するため、それに伴い人的被害の状況も変化する。

（森野一真、阿南英明）

文　献

1）IAEA：Manual of First Responders to a Radiological Emergency. EPR-FIRST RESPONDERS, 2006.

4・除　染

1 多数傷病者に対する除染

　除染とは環境、設備、生体から危険物質を除去または中和することである。つまり危険物質を物理的に取り除くかほかの物質へ変換させることによって無害化するのである。この目的は、以下の3点である。

1．救援者に対する二次被害を防止すること
2．設備、施設を復旧させること
3．危険物質に曝露された傷病者・患者の状態悪化を避けて回復できるようにすること

　つまり、安全確保で重要視される3つのS(Self：自分、Seine：場、Survivor：傷病者)の確保そのものである。確実に危険物を取り除くことが最終目的に思えるが、確実性だけを重視すると1人の除染に多くの資源と時間を費やすことになる。多数の傷病者を対象にして除染を実施するためには異なる考え方で臨む必要がある。まず、いつでもどこでも実施できる「汎用性」があること、そして短時間に準備が展開できる「迅速性」があること、最後に多数の傷病者を対象に短時間で実施できる「簡便性」があることである。いくら大型の除染設備を保有していても、発災直後に必要な場所へ移動させ、迅速に展開できなければ目的を果たさない。シャワータイプの水除染をするにも、雪が降る寒冷地で全身を洗浄することが可能なのかは疑問である。
　1名の傷病者に対する除染と多数傷病者に対する除染では違いがある。1人の傷病者を除染するためには1セットの除染設備があれば可能なので、より確実な除染が可能になる。しかし、多数傷病者の場合には、1セットの設備で同時に複数の傷病者を除染をすることは困難である。除染を待って傷病者が列をなすような行為は決して許容できるものではない。特に化学剤の曝露では、剤の浸透の観点から一刻も早く除染を実施することが重要である。一方で、多数に対応するために、不確実な除染では傷病者と救援者の安全が確保されない。多数傷病者を念頭に除染を実施するためには、確実に原因物質を無力化することと、短時間に多数の傷病者に実施することの2点に関してバランスを考慮した戦略が求められる。
　われわれは衣服を着て一般生活をしている。体外からの汚染では主に衣類に剤が付着するので、脱衣は大変有効な除染方法である。汚染の90%は脱衣で除染可能である。さらに除染の確実性を高めるために水またはぬるま湯をかけ、石鹸でのこすり洗いとすすぎを組み合わせて全身洗浄する方法が広く浸透してきた。水を使用せずに汚染を取り除く方法を乾的除染(Dry decontamination)と呼称することがあるが、わが国では主に脱衣することを指してきた。その他に、化学剤を無害化する薬液を滲み込ませたスポンジ(除染ローション)を体表に塗布する方法もある。
　脱衣で除染が済むとすれば、短時間に多数の傷病者に対応が可能である。自力で脱衣可能な傷

病者が多い場合には特に有用性が高く、必要な装備も人目を避けるための衝立があればよいので、汎用性や簡便性が高い。よって、脱衣を除染の基本と位置づけることができる。しかし、脱衣だけでは頭部や手など露出部の付着はそのままとなる。また、体表の汚染物除去には水を使った方がより確実性が高まること、さらに全身を隈なく洗浄することがより確実であるとの考えは否定し得ない。その場合、結果的に1人の除染が長時間化して、時間あたりの除染可能数は少なくなることは明らかである（**図25**）。

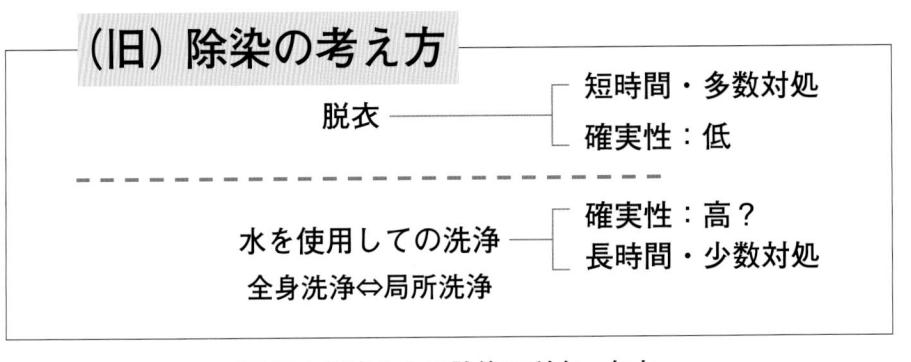

図25●従来からの除染の利点・欠点

　このような利点・欠点を天秤にかけて、多数傷病者に対応するために確実性と時間の観点から、より適切な除染方法を見い出す必要がある（**図26**）。

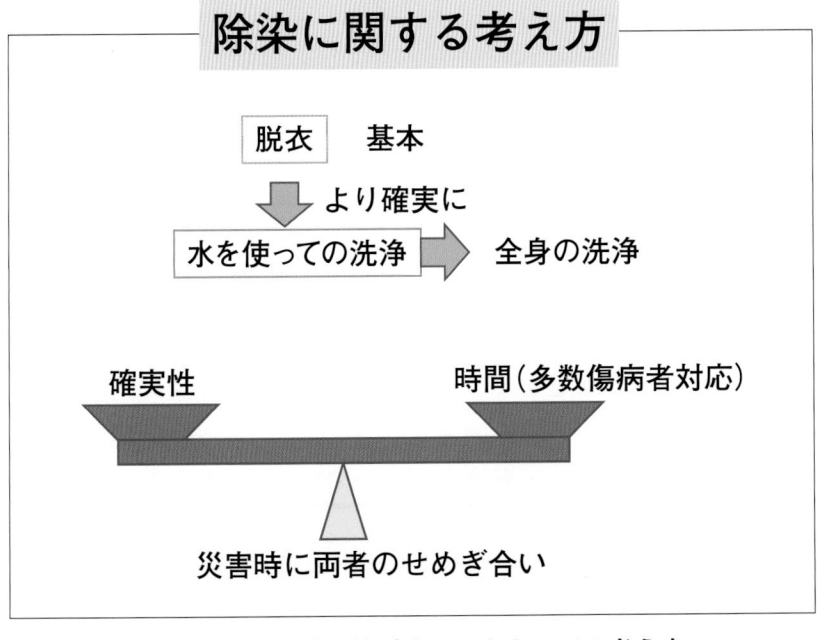

図26●除染方法を検討するにあたっての考え方

　除染方法はどのように選択されるのであろうか。多くの化学剤や放射性物質は気体、または小さな固体として曝露され、衣類、体表に付着する。よって多くが脱衣で除染可能である。しかし、液滴の場合には衣類を浸透して皮膚まで浸透する。特にびらん剤はマスタードのように油性で浸透性の高い剤であり、皮膚への傷害が高度である。この場合は早期の水除染が必要なので、液滴による汚染や皮膚に対する刺激症状がある場合には水を用いた除染を選択する必要がある。

重要なメッセージ
1. 時間が経つほど、危険性は高まる！
2. 確実性を追求し過ぎて、準備に時間をかける(被災者を待たせる)ことは容認できない
3. 資機材がなくてもできることを徹底的に追及

2 より現実性を追求した除染方法の導入

　汚染物質の種類や汚染状況による除染方法の選別は容易ではない。特に数百人、数千人の多数傷病者を想定した場合に、除染方法の選別行為は多くの時間を要することになる。前述したように、化学剤に曝露された傷病者に対する救助や除染は一刻も早く実施されなければ人命を救うことが困難になる。そのためには、活動初期には極力判断を要さないように、行動を単純化する必要がある。行動を単純化して、資機材の有無を問わず迅速に行動を開始するために、脱衣を含めて、線形のアルゴリズム(実施するべき行動を順番にこなす)に基づいて、順次高レベルな除染を追加する方法とした(図27)[5]。

　　①脱衣　⇒　②即時除染　⇒　③放水除染　⇒　④専門除染

　強調したい重要な理念は「早期に除染を実施するべきであること」「専用の資機材の準備によって除染の実施が遅れてはいけないこと」「やれることからなんでもやること」である。しかも、①と②までで99％の除染が完了できる。

①　脱衣
②　即時除染：その場にあるものを活用して即実施する除染
　　　　　乾的除染(Dry decontamination)と水除染(Wet decontamination)
　　＊大局的なリスク評価をして③放水除染　④専門除染の追加必要性を判断
　　　・汚染物質の特性　・除染資源の入手状況　・汚染の範囲
　　　・症状・徴候の悪化　・搬送状況　・被災者がさらなる除染を望むか
③　放水除染
　　・多数傷病者に対して通常消防装備を用いて構成した除染法
　　・Ladder-Pipe System：はしご車と消防放水
④　専門除染：専用除染テントを設置して実施

図27●線形アルゴリズムに基づく除染方法

　前述したような旧来の除染方法の選択で問題になった事案があった。2007〜2008年にわが国では硫化水素による自殺が流行した。この際に、搬送された患者が脱衣されて治療するとともに、入院後にケアをした看護師の中に気分不快や体調不良が出現する者があった。硫化水素は気体として付着・吸引しているので、脱衣で〜90％の除染が可能なはずであったが、残り10％の問題があっ

たといえる。体表汚染を考えた場合、衣類への付着以外に露出部位への付着が想定される。つまり頭部、特に毛髪内および上肢である。よって脱衣に加えて、露出部を濡れたタオルなどで拭き取ることで、より確実な除染が可能になると考えられる。これにより99％の除染が可能と考えられている。

1 脱 衣

> 曝露後、10分以内を目指して、可能な限り早く脱衣させる

　脱衣の重要性は、非常に単純で迅速に行える行動でありながら、90％の除染が可能であるという有用性にある。汚染物質が衣類を通過して皮膚へ直接浸透することによって経皮吸収されるリスクの低減と、衣類に付着した揮発物を気道から吸い込むことを低減することができる。揮発性物質はかなり長時間衣類から揮発し続けるので、汚染された衣類を脱がない限り、長時間呼吸として有毒物質を吸い続けることになる。脱衣の有効性は、時間経過とともに低下することから、10分以内を推奨する。わが国の消防機関の現場到着の速さに鑑みても、10分以内を目指して脱衣を促すように時間概念を設定することが可能である。ちなみに、揮発性のサリンでは1時間経過すると体表の残留は認められず、除染そのものが不要になる[6]。

〈脱衣実施における注意事項〉

　顔に付かない ⇒ 服の表面が裏返って身体に付着しない、吸い込まない

■自力で脱衣できる傷病者対応

・ボタンやジッパータイプの着衣は開けて、そのまま袖を抜いて脱ぐ。

・セーターなどの衣類は浮かせるように持ちあげて、裏返さずに脱ぐ。

・顔に触れないように脱ぐ。

・閉眼・息を止めて、目や気道からの汚染を防止する。

・可能なら衣類を切って、頭部を通さずに脱衣することが勧められる。

■自力で脱衣できない傷病者対応(図28)。

・背臥位の傷病者の服が背面側と腹側に分離されるように大型のハサミにて切り離す。

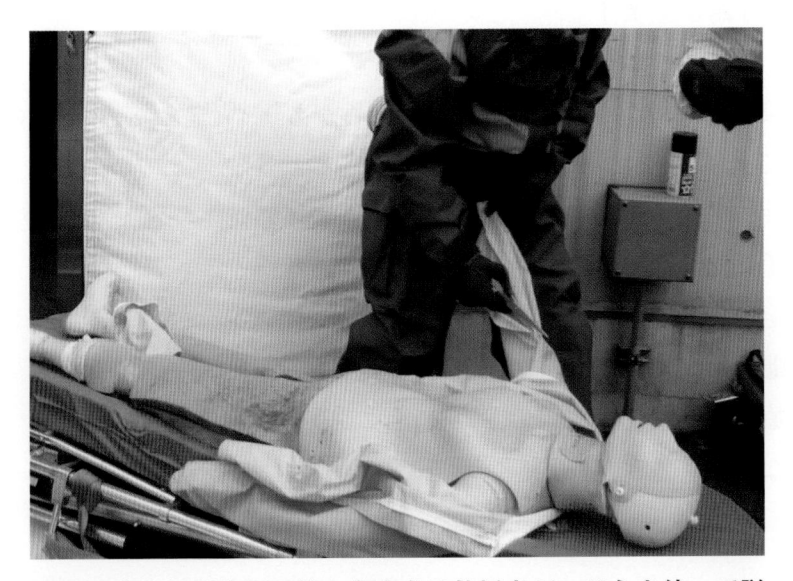

図28●自力で脱衣不可能な傷病者は救援者がハサミを使って脱衣させる

・衣類の表面がほかに触れないように、表側が内側になるように丸めて除去する。

〈注意〉

プライバシーの保護が必要。特に女性は心理的ブレーキにより脱衣が遅れることを回避。

・男女を分ける。

・衝立など遮蔽物を準備……ブルーシート、既存の建物、専用車両なども考慮

・一時的に着るリネンや衣類を用意

② 即時除染

特別に用意する物品でなく、その場にあって使えるものをなんでも活用して可及的速やかに実施する方法である。水を使う方法を水除染と呼び、水を使わない方法を乾的除染と呼称するが、有毒物質の曝露状況によって適する方法で選別することに拘らずにどちらでも実施しやすい方から開始すればよい。汚染物は一般的に水を使用した方が除去しやすく、除染行為は露出部(頭部・手)を中心に頭から足方向へ進める。

1) 乾的除染

最も基本的な方法で、いわゆる「拭き取り」である。ティッシュペーパー、ペーパータオル、布、おしぼり、粉、草などなんでも使えるものを使う。液体や粒子の除去がしやすく、何を用いるかによる差異はあまりない。水除染に比して寒冷地でも実施しやすい利点がある。

2) 水除染

水ですすいでこすり洗いして、またすすぐ方法である。水以外にスポンジやタオルでこすり洗いできると有用性が増す。水に反応するごく稀な化学物質以外はすべてに有用性があり、汚染物を除去しやすい。プールのシャワー、スプリンクラー、ボトルの水などで実施可能である。

※びらん剤は水除染をすべきである。

重要! 脱衣と即時除染までで、汚染物質は99%除去可能!＝残留は1%だけ

ここまでの即時行為が重要!

これ以降の除染方法(放水除染、専門除染)も有用性があり、実施を否定するものではない。以下の要素に照らして状況が許すなる必要に応じて実施を判断する。

・汚染物質の特性:粘性物質(びらん剤の多く)の除去、不揮発性の剤(VX など)

・除染資源の入手状況:迅速に資機材が準備できている状況

・汚染の範囲:全身の広範囲が汚染されている

・症状・徴候の悪化:これまでの除染が終了していても、病状が進展する

・搬送状況:医療機関への搬送が困難で、その場に滞在を余儀なくされる

・被災者がさらなる除染を希望:被災者の不安が強く、心理に配慮すべき

3 放水除染

通常消防装備を用いて構成した除染法である。消防の放水機能を用いて水除染を実施する。米国、英国など海外では標準的手法としてマニュアル化されている。

脱衣後に実施される方法であり、服の上から放水することはなんら有効性がない！

〈Ladder-Pipe System〉（図 29）

・2 台の消防車とはしご車で 3 方向から消防放水するトンネルを構成する。

・脱衣を済ませた被害者は顔を上に向け、両手を挙げて、両足を広げ、皮膚をこすりながら、90 度または 360 度回転してトンネルを通り抜ける。

・全身に水をかけるので寒冷状況下では実施すべきでない。

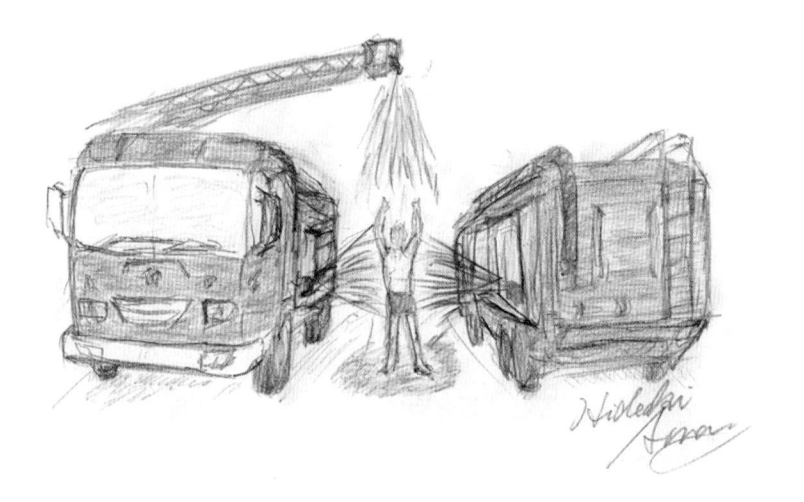

図 29●Ladder-Pipe System

4 専門除染

化学剤対応の専門部隊による専門機材（専用の PPE や除染機材など）を用いた除染である。救助者、機材、施設の二次汚染が可能な限り生じないレベルまで汚染を取り除くことを目的にしている。生命危機が迫っている傷病者に実施することは適さない。PPE を装着したスタッフの指示に従って大型機材で行うので、確実性がある一方で、準備に手間取り、正確な手順で実施をしないと効果が減弱する点に注意が必要である。石鹸や洗浄剤準備を含め設備準備や汚水処理のために除染の実施を「待たせる」あるいは「遅れさせる」ことは、除染行為自体の有用性を損なうことなので、避ける必要がある。待つくらいならしない方がよい。

この方法では傷病者に接して除染を支援するので、救援者は防護具を適切に使用し二次被害の発生を防止する必要がある。個人防護具は一般にレベル C 程度の機能を有することが望ましい。除染後には新たに身体を覆う衣類や大きいタオルおよび履物などが必要である。寒冷期など、季節によっては暖房機能が必要である。柔らかいスポンジと液性の中性石鹸でこすり洗いを加える。傷病者ごとにスポンジを交換すべきである（図 30）。

除染に際して傷病者が身に着けていたものは汚染されているのでビニール袋に入れ、保管または傷病者本人に管理させる。汚染されたとしても破棄できるものではなく、あくまで本人の財産

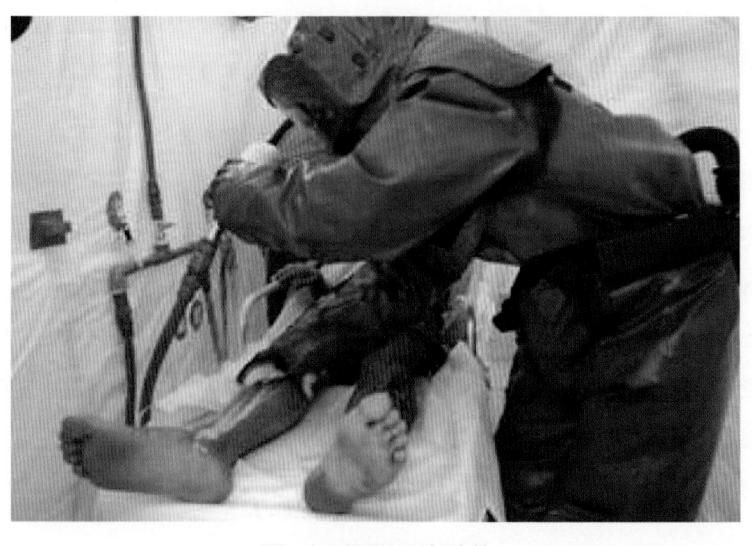

図30●局所の水除染

としての管理が求められる。そのほかビニール袋やごみ箱へ汚染物を収納または破棄できるように準備する。

〈準備する資機材〉

・個人防護具(レベルC以上)
・大型ハサミ
・テントなどプライバシー保護のための衝立機能(男女区分にも配慮)
・露出部拭き取り用のタオルと水
・脱衣後着用する衣類・布、履物など
・暖房器具
・放水設備
・大きなビニール袋
・柔らかいスポンジと液性石鹸

3 その他の除染法 (Reactive Skin Decontamination Lotion；RSDL)

　化学剤を中和してその毒性を消失させる除染ローションとしてRSDLがある。軍を中心に広く世界中で普及しているが、本邦では未承認である。サリン、ソマン、VXなどの神経剤、びらん剤のマスタード、T-2毒素(カビ毒)、有機リン系農薬(欧州のみ適応あり)に対する有効性が確認されている。スポンジに液体を滲み込ませパックに包装し必要時に迅速に使用可能なキットとなっている。事前に必要数を購入して準備しておく必要があるので、国際会議での要人対応用に有用性が高いが、不特定多数の傷病者用に保有することは不効率な面がある。しかし、ファーストレスポンダーである消防官や警察官用に保有することで、前述したように迅速な救助活動を展開する際に非常に有効性を発揮する可能性がある。

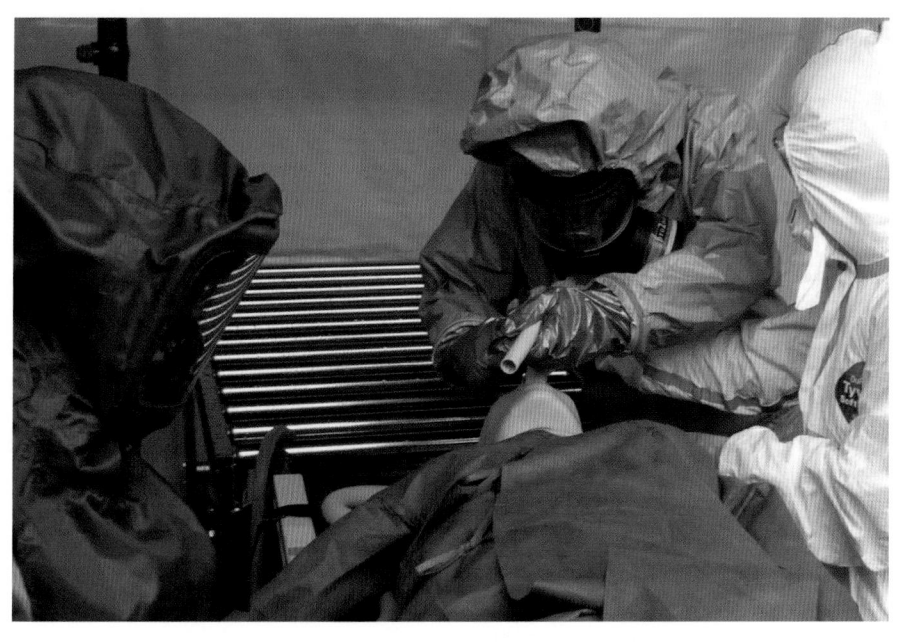

図31●除染中に急変した患者に対する医療行為

4 長時間の除染中に必要とされる医療行為

　除染は短時間に実施することが重要である。専門除染実施時は、脱衣に加えて水を使った除染をするため長時間がかかる。さらに、高濃度の化学剤に曝露された場合には全身状態が悪く、脱衣や水除染の最中に心肺停止や痙攣など全身状態の悪化が生じうる。この場合には以下に示す緊急処置が可能な資機材が必要になる[4]。
①気道確保（気管挿管など）
②痙攣時 ➡ ジアゼパム10 mg筋注・5 mg静注
③神経剤曝露が疑われる ➡ アトロピン® 1〜2 mg筋注
　しかし、実際にこのような医療体制を除染部門に準備することは非常に困難である。たとえ実施するとしても防護具を装着して気管挿管や薬剤投与をすることも手技面で多くの困難を伴う（図31）。危険性を回避するためにも、時間と手間がかかる水除染を極力避けるように除染方法の選別が重要である。

5 放射線が検知された際の除染

　放射性物質単独の散布による汚染、またはdirty bombによる爆傷に放射性物質汚染が加わる場合がある。空間線量を測定して除染活動が可能な現場であることを確認して管理下におくことが肝要である。通常は脱衣と即時除染（露出部の拭き取り）を行う。その後、放射線検知器によって露出部または損傷部の検知を実施して放射性物質の付着残存を確認する。局所的に高度汚染部位がある場合には、重点的に拭き取り除染を追加実施する。局所除染終了後の再度の検知は不要である。重点的な除染をしても除去できない場合には繰り返しても汚染はなくならないことが多い。

よって、無駄な除染行為に時間を費やさないように、ビニールなどで養生して次のステップへ進む。

6 体内除染（放射性物質の場合）

　体内に入った放射性物質は長期に残留することで体内被曝を生じるので、臓器取り込みを抑制し体外へ排出させる必要がある。放射性物質によって効果が期待できる方法・薬剤が異なる[1]。

①放射性ヨウ素：ヨウ化カリウム（50 mg 錠）150〜300 mg/日　7〜14 日間服用：4 時間以内の内服が必要、12 時間以降では効果なし。

②ウラン：炭酸水素ナトリウム（メイロン®）250 mL　尿 pH7.5〜8 に維持

③放射性ストロンチウム：水酸化アルミニウムゲル（マーロックス®）60〜100 mL 内服

④トリチウム：水分を強制的に飲ませて希釈

⑤セシウム：プルシアンブルー（ラディオガルダーゼ®）3 g を水とともに、1 日 3 回

⑥プルトニウム・ウラン：DTPA（ジエチレントリアミン 5 酢酸）：1 時間以内の使用。1 g の Ca-DTPA を 100 mL の生食もしくは 5％ブドウ糖で希釈し 30 分で静脈投与。尿中のバイオアッセイで検出されれば、原則として 5 日間 1 日 1 回の Ca もしくは Zn-DTPA を連続投与。

（阿南英明）

文　献

1) 日本中毒情報センター：NBC 災害・テロ対策研修テキストブック　2014.

2) CBRNE テロ対処研究会：必携 NBC テロ対処ハンドブック. 診断と治療社, 東京, 2008.

3) https://chemm.nlm.nih.gov/decontamination.htm

4) 厚生労働科学研究事業「健康危機管理における効果的な医療体制のあり方に関する研究」班：救急医療機関における CBRNE テロ対応標準初動マニュアル. 永井書店, 大阪, 2009.

5) 阿南英明：新・化学テロ現場 病院前活動の考え方と実際；厚生労働行政推進調査事業研究成果「化学テロ等発生時の多数傷病者対応（病院前）活動に関する提言；被害者の救命率の向上と対応者の安全確保の両立を目指して」. ぱーそん書房, 東京, 2020.

6) Chilcott RP, Larner J, Matar H：Primary Response Incident Scene Management (PRISM)；Guidance for Chemical Incidents. volume 1；strategic guidance for mass casualty disrobe and decontamination. 2nd Edition, 2018.

5・（除染後）トリアージ

●はじめに

CBRNE のような特殊災害においても、発生した多数傷病者に対して限られた資源を有効に活用し、最大多数に最善の医療を提供することが必要であり、これは通常災害と変わりはない。しかし、外傷を対象とすることが多い通常災害に対し、CBRNE 災害では特有の状況や病態を考慮した判断基準が必要である。通常災害における「危険区域から外へ搬送されてきた場所」にあたる除染後エリアにおいて、まず行われるべき緊急度・重症度判断としてわが国で広く普及している（一次）トリアージ法である START 法※に CBRNE 災害における特殊性を加味したフローチャートを以下に示す。

1　CBRNE 災害におけるトリアージ（除染後）

図 32 に示すフローチャートに従い判断する。

判断基準の基本骨格は START 法に準じており、優先順位の区分［Ⅰ（赤）、Ⅱ（黄）、Ⅲ（緑）、0（黒）］も同様である。以下、CBRNE 災害におけるトリアージの要点・START 法との相違点を述べる。

1　自力歩行可能な傷病者に対し「CBRNE によると考えられる症状」の有無を確認する

START 法では「しっかり自力で歩行できる」傷病者は区分Ⅲ（緑）にカテゴリーされる。しかし、CBRNE 災害においては、トリアージ判断時点で歩行可能であっても（軽症と判断されても）、原因や曝露状況などによって状態が急激に悪化する可能性がある。このような傷病者が緑エリアにいた場合、状態変化の認知が遅れ結果として重症化してしまう恐れがある。このため、しっかり歩行できている傷病者でも CBRNE 災害によって新規に発生したと考えられる自覚症状ないし他覚的所見がないかを確認する必要がある。CBRNE による症状を認めた場合は、自力歩行可能でも原則区分Ⅱ（黄）とし、容態変化に速やかに対応できるようにする。

しっかり自力歩行でき、CBRNE による症状もない場合は区分Ⅲ（緑）とする。

なお、爆発災害においては鼓膜損傷による難聴を生じている場合があり、音声による疎通は配慮を要する。

※：厳密には START 変法

49

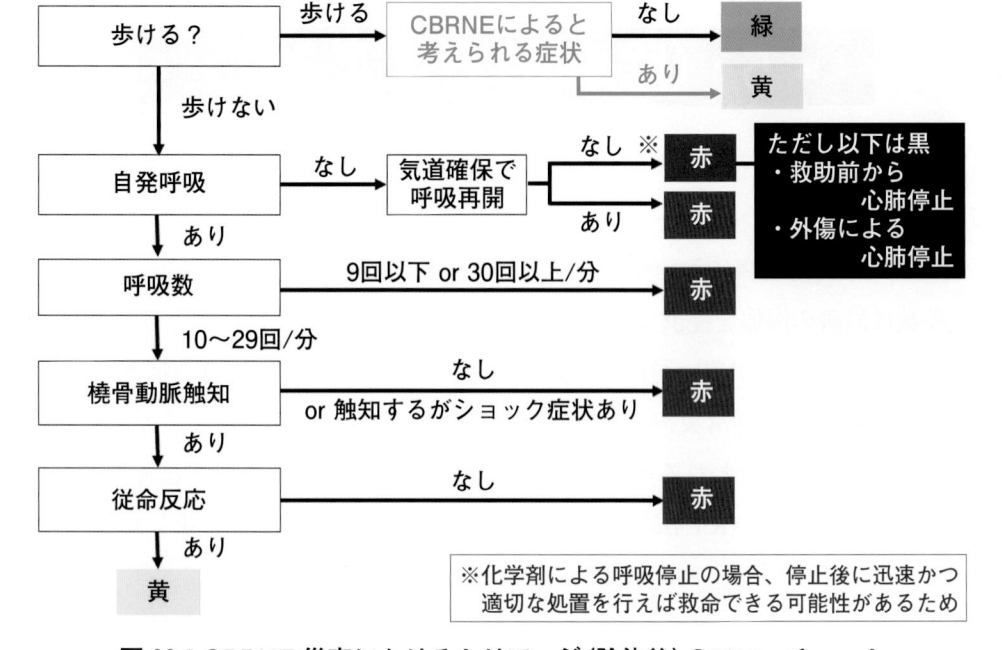

図 32 ● CBRNE 災害におけるトリアージ（除染後）のフローチャート

2 呼吸停止でも、化学剤でかつ呼吸停止から時間が経っていなければ、安易に黒としない

　化学剤（神経剤やシアンなど）による呼吸停止であった場合、迅速かつ適切な蘇生処置と拮抗薬の投与によって状態が改善する可能性がある。このため、呼吸停止の状態と判断されても原因が化学剤によるもので、かつ呼吸停止からさほど時間が経過していない症例（例：発見時点では生命徴候があったものの救助中に呼吸停止した、など）は、安易に区分0（黒）とせず区分Ⅰ（赤）とし対応する。この場合は補助換気などの蘇生処置を速やかに開始し、拮抗薬投与などの医療処置にできるだけ早くつなげなければならない。

　致死的な外傷が原因と思われる心肺停止、あるいは発見時、既に生命徴候のなかった例については、蘇生困難として区分0（黒）と判断する。

　上記で述べた点以外の緊急度・重症度判断についてはSTART法と同様に、呼吸・循環・意識の異常を認める傷病者は区分Ⅰ（赤）として扱う。

2 除染後エリア（トリアージエリア・現地救護所）の資器材・人員配置

　除染後エリア、すなわちコールドゾーンでの活動となる。特殊な防護服が必要ではないが、標準予防策に準じたマスク・手袋の着用し、除染チームとの直接の接触を極力避ける、などの対応が必要である。その他は通常災害での一次トリアージエリアに準じた資器材（トリアージタグ、ブルーシートまたはテントなど）であるが、化学剤による呼吸停止傷病者に対する迅速な処置が要求され

る場合がある。呼吸補助のための資器材(バッグ・バルブ・マスクや酸素ボンベなど)や人員配置も考慮しておくべきである。

　医療チームは情報や観察から化学剤が疑われる場合には、迅速な拮抗薬投与が行えるよう準備を行う。また前述のように化学剤の曝露例では、トリアージでは重症でないと判断されても遅発性に状態悪化することもありうるため、緑や黄色エリアでの継続観察も怠らないよう配慮する。

(大城健一)

chap. 5 CBRNE災害種別特性

■■■■■ 1・C(化学剤:chemical agents) ■■■■■

1 化学剤の特性

　化学物質の散布による災害は多くの傷病者に重篤な障害を与え、生命的危険性も高く恐怖心をあおられる。化学剤(C剤)は気体または小さな小粒子の液体(エアロゾル)として広く散布され被害をもたらす。気道・肺から吸収され、肺、全身の障害をもたらす場合と、皮膚、眼などの粘膜からの吸収により直接の影響として局所障害や全身症状を生じる。

　各種化学物質の特性の差から揮発性が高く気体になりやすい物質と揮発性が低く液体として存在する物質がある。このことはさまざまな拡散の違いや除染の必要性、人体への影響の違いなど効果の差を生じさせる。例えば、揮発しやすい物質は短時間に広く拡散して多くの被害者を出す可能性がある一方で、人体に付着した後も拡散して濃度が薄まり早期に効果が低下する可能性があり、結果的に時間が経過すると除染の必要性が低下することになる。逆に揮発しにくい物質では、直接液滴が身体に付着しなければ効果が現れにくいが、一度付着した物質は高濃度を維持し、早期に水除染を実施する必要性が高くなる[1]。このような剤の気化を低減化することは現場の濃度低下に有用なので、現場に液状の剤がある場合には、シートを被せたり消火剤を散布してカバーすることが有用である。

　人体に対する効果発現機序や発現する症状などから、一般的な化学剤の分類を**表1**に示す。

表1●代表的な化学剤の分類と症候

①神経剤:神経伝達を阻害する;縮瞳・分泌亢進
　　　例)サリン、ソマン、タブン、VX

②びらん剤:皮膚、呼吸器、粘膜を直接障害する
　　　例)マスタード、ルイサイト

③血液剤(シアン剤):細胞内ミトコンドリアの酸素利用を阻害する
　　　例)シアン化水素、塩化シアン

④窒息剤:肺胞を傷害する
　　　例)ホスゲン、ジホスゲン

⑤無能力化剤:中枢神経、末梢神経に作用して一時的に行動不能化させる
　　　例)3-キヌクリジニルベンジラート(BZ)、オピオイド(フェンタニル)

⑥催涙剤:粘膜を刺激する
　　　例)2-クロロベンジリデンマロノニトリル(CS)、クロロアセトフェノン(CN)、カプサイシン

　上述したように、知らぬ間に無色、無臭な気体として広い範囲に剤が拡散し、致死性が高く、曝露直後から症状が発現する剤としてサリンを代表とする神経剤が挙げられる。神経剤はテロとして利用される蓋然性が高く、救助など対処する人員の健康被害対策も高度に行う必要がある。テロ対策を講じる際に神経剤を最大のターゲットとして検討することが重要である[2]。

2　曝露された化学剤の特定方法

　曝露された化学剤が何かによって、発生した患者の治療法は異なる。また、現場活動する消防等の救助者の着用する防護具の選択や除染方法の選択に影響する。よって可能な限り早期に原因物質を特定することは、その後の現場活動や患者の治療を大きく左右することになる。物質を特定する方法には化学的検知と患者に表出するさまざまな症状から推定する方法がある。特徴的な症状を呈する場合には、化学的検知よりも早く原因物質が推定されるとともに治療開始が可能であり、傷病者の身体所見は非常に重要である。

1　患者の症候（症状）から推定する（トキシドローム）

　曝露された化学物質によるさまざまな臨床症状から、その原因物質を判断することができる。例えば、縮瞳、涙・鼻汁などの分泌亢進はサリンなどの神経剤を疑わせる（図1、2）。医学的な患者の診察結果から疾患を診断する日常的な診断学そのものであり、特徴的な症状を呈する物質では化学的検知よりも早く原因物質を特定することが可能である。また、異なる物質でも結果として同様の症状を呈することがある。疾患の場合「症候群」と呼称され、治療も共通することから同一のものとしてひと括りで扱われることがある。例えば、サリン、タブン、ソマンは化学物質としては異なる物質だが、神経剤として同一の症状を呈するグループである。同様の臨床症状を呈する有機リン中毒も含めて治療は共通なので、物質を必ずしも特定しなくても早期に治療を開始する

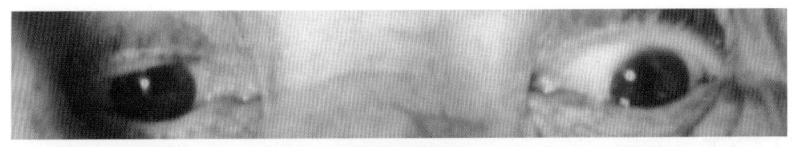

図1●縮瞳や分泌亢進は神経剤曝露を疑う有用な徴候である

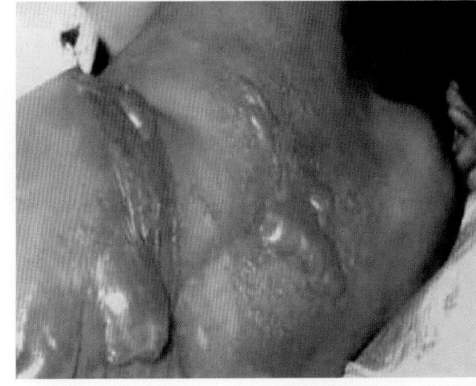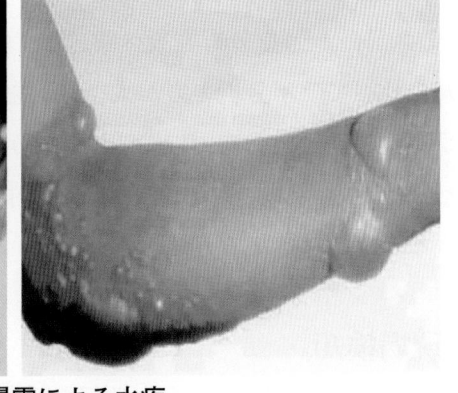

図2●びらん剤曝露による水疱

ことが可能である。この考え方は中毒学における「トキシドローム」の考え方に通じる。

2 機械的検知

化学剤の検知器は、研究室などで使用する大型機械や携帯用の半定量式検知器などさまざまな種類がある（図3、4）。検知機器を使用して化学的に物質を特定する方法が最も確実だと考えがちだが、安易にそうとも言えない。物質の検出感度以下に濃度が低下すると検出されないことがある。散布または漏出した剤は時間経過とともに分解され、異なる物質に変化することがある。その場合、精密な機器を用いたとしても、化学変化した物質はもとの物質とは異なるために検知されない可能性がある。

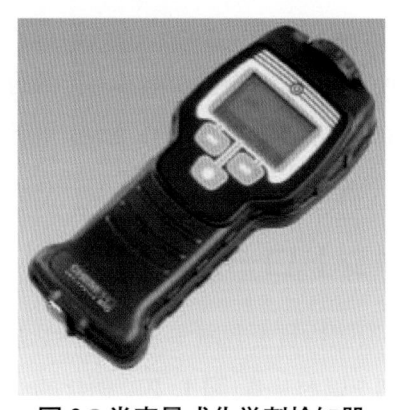

図3●半定量式化学剤検知器
（ChemPro100）

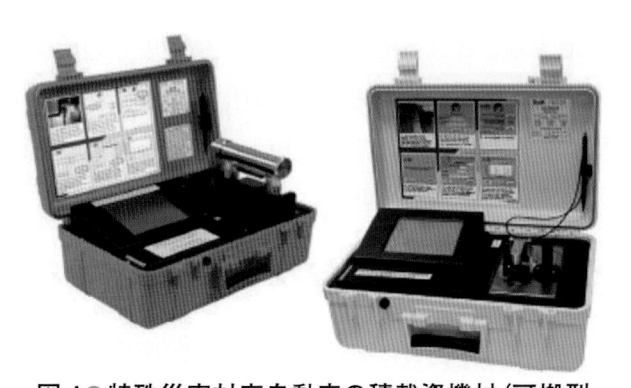

図4●特殊災害対応自動車の積載資機材（可搬型
化学剤検知・同定装置）

3 定性と定量

原因の物質がなんであるのかを判別する「定性検査」とその物質の濃度を測定する「定量検査」がある。まず曝露された物質が何かを判別することによって、大まかな対処方針を決めることができる。次にその濃度を判定することで、ゾーニングや防護具の選定が可能になる。後述する携帯用検知器においても、ある程度の種別の判定と各剤の大まかな濃度を測定できる半定量式機器が用いられる。

4 検知方法

災害・テロ現場で化学剤の検知を実施する「現場検知」と、現場で採取した試料や被害者生体試料（血液、皮膚、尿など）を分析施設へ搬送して検査する「ラボ分析」の2つに大別される。従来から現場検知に比べてラボ分析の方が大型機器を用いて精密な検査が行われると考えられてきた。しかし、ラボ（検査室）まで検体の搬送に時間がかかるため、化学剤が分解消失や変化してしまう欠点があったが、近年は現場で用いる機器の性能が向上し、小型化が進むことにより早期に物質特定ができるようになった。

ａ．現場検知
まず、①化学剤使用を疑い、②化学剤の種類を推定（例：神経剤やびらん剤など）し、③最終的

に剤を特定する（例：サリンと確定）、という 3 ステップで進める。現場で防護具を装着した人員によって行われるので、簡便性と迅速性が求められる。

　防護具を装着した隊員が手にもって行う比較的小型の「携帯型」と、比較的大型の機器を車両に搭載して現場へ持ち込む「可搬型」とがあり、携帯型として、最も簡便に液滴判定をする検知紙タイプや気体やエアロゾルを検知する古典的ガス検知器もあるが、判定種別が限られ現場需要を満足しない。安価で普及しているものとしては半定量式のものや、神経剤や窒息剤などの種類の推定が行われるタイプがある。対象試料は空気が主であり、ChemPro100 や LCD3.3 など消防機関が一般に所持している機器があるが、種別ごとの検知感度がさまざまであったり、偽陽性を示すこともある。可搬型はガスクロマトグラフィー(GC)や質量分析計(MS)、両者のハイブリット(GC/MS)(**図 5**)など高性能機器がある。消防や警察が NBC 特殊部隊の車両に搭載して現場で活用されるようになった。

b．ラボ分析

　化学剤そのものの検知に加え、その代謝・分解物の検知を実施して特定する。大気、遺留物、現場環境試料、患者の生体試料など種々のものを対象とし、犯罪捜査や裁判証拠としての重要性がある。GS、GC/MS(**図 5**)、液体クロマトグラフィー(LC)など大型機器を用いて検知する。

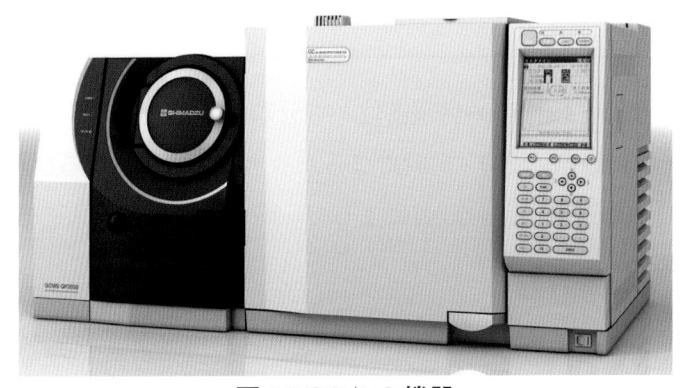

図 5●GC/MS 機器

(写真提供：島津製作所)

５　その他の注意事項

・化学剤の多くはガス状の剤として散布されることが多い。しかし、油性の液体の場合はマスタードを疑わせるなど、曝露剤の性状が参考になることがある。

・サリンは無臭だが、マスタードではにんにく臭があるなど、臭いが契機になることもある。しかし、嗅覚の個人差や危険性からあまり重要視すべきではない。

3 傷病者に対する治療

　化学剤に曝露された患者に対する治療は、①原因となる剤に対して特有の拮抗作用を有する治療薬の投与と、②気道・呼吸、循環の安定化や痙攣に対処する治療などといった一般的蘇生行為の非特異的治療、とがある。解毒剤など対処方法がある物質に曝露された場合には、早期に認知して薬剤を投与することで救命の可能性が得られる。解毒剤がある物質としては、神経剤に対するアトロピンとPAMや、シアンに対するヒドロキソコバラミン、亜硝酸薬とチオ硫酸ナトリウムなどがある。一方、気管挿管などの気道確保、人工呼吸、痙攣対策、心肺蘇生なども重要な対応策である。ほかの疾患と同様に化学剤に曝露された急性中毒患者は時間経過とともに回復してくることも多いので、その間しっかり集中治療や入院治療することは有効な対処法である。化学剤の種別対処は次項の「各論」で記載する。生命危機が迫っている場合の蘇生手順は、D（除染）・D（薬剤投与）・A（気道）・B（呼吸）・C（循環）と称される。解毒剤がある場合には気道確保や呼吸、循環蘇生に先行して薬剤投与が行われることによってABCの改善が可能になる。自動注射器が開発されている解毒剤に関しては、救助開始時点で汚染域の中で薬剤投与を行うことも考慮される。

4 各　論

　種々ある化学剤は効果の発現機序や発現部位から分類することが多い。神経伝達阻害により、呼吸障害、縮瞳をきたす**神経剤**、皮膚・粘膜にびらんや水疱を生じさせる**びらん剤**、細胞レベルでの酸素利用阻害を生じる**血液剤**、剤の吸引によって一時性に呼吸器障害をきたす**窒息剤**、眼や鼻粘膜を刺激する**催涙剤**などである。

1　神経剤

①種類：サリン、タブン、ソマン、VX
②化学剤の中で最も人に対して致死性が高いとされ、多くは液体である。
③作用機序

　正常では、神経の節前線維端と節後線維端の間や神経終末から作用器官との接合部（シナプス）の伝達物質としてアセチルコリンが放出される。放出されたアセチルコリンは、終末器官である平滑筋、骨格筋、腺に働きかけて筋肉の収縮や腺分泌が起きる。放出されたアセチルコリン（ACh）は（アセチル）コリンエステラーゼ（ChE）が分解するのでその作用が停止する（図6）。

　神経剤は、神経伝達物質のアセチルコリンを分解する酵素のChEに結合して作用を阻害する。結果的にシナプス内に分解されないアセチルコリンが大量に貯留し神経伝達作用が強く長く継続する。筋肉に対する作用として筋攣縮として現れ、継続の結果、疲労によって収縮停止する（呼吸筋停止など）[1)3)4)]。

④症状

　呼吸困難、気管支攣縮、呼吸停止、痙攣、流涙、流涎、鼻汁過多、下痢、腹痛、縮瞳、視力障害

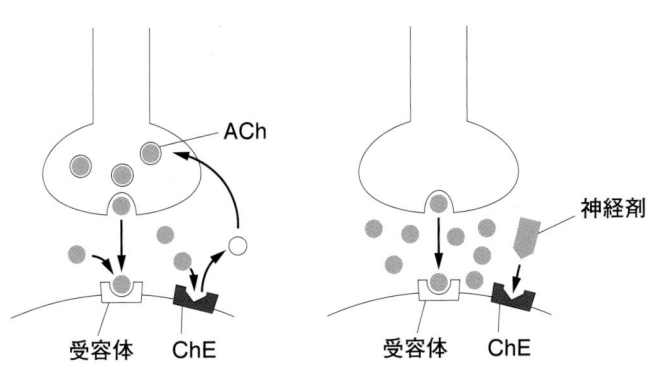

図6●シナプスのアセチルコリン（ACh）の作用（左）とアセチルコリンエステラーゼ（ChE）による分解（右）

（阿南英明（編著）：救急実践アドバンス. p626, 図3, 永井書店, 大阪, 2012 を一部修正）

（ぼやける、薄暗い）、眼痛

＊ピンポイントの縮瞳（眼がぼんやりする、暗いと感じる）と眼痛、分泌亢進（涙や痰が多い）、気管支攣縮（喘鳴）、呼吸不全（呼吸困難）、呼吸停止

＊血液中のコリンエステラーゼが低下することが診断の参考になるが、初期には低下しないこともある。

⑤治療[1)3)−5)]

・気道分泌が亢進するので頻回、継続性の**吸引**を行う。

　重要 …気管挿管などの気道確保と人工呼吸。

・硫酸アトロピン：抗コリン薬なので、過剰になったアセチルコリンと競合して、アセチルコリン受容体に結合して神経剤の効果を抑制する。副交感神経、腺分泌神経末端に有効とされ筋への効果は期待できない ➡ 気道分泌減少、気道抵抗改善

　＊気道確保のための気管挿管および換気を可能にするために優先的に投与すること…重要

　　　2 mg（小児は 0.02 mg/kg）筋注または静注　効果が不十分な際は 5～10 分ごとに反復。

　　　効果の判定：分泌の改善によって換気が改善することを目安にする。縮瞳の改善は目安になりにくい[4)]。

・PAM（プラリドキシムヨウ化メチル）：コリンエステラーゼに結合した神経剤を再度分離してコリンエステラーゼによるアセチルコリン分解能を改善させる効果が期待される。時間経過によって PAM を投与しても神経剤がコリンエステラーゼから分離しなくなり（aging；エージング）、効果がなくなるため早期投与が必要である。神経剤ごとにエージングの時間は異なり、タブンは 40 時間以上に対し、サリンは 3～5 時間、ソマンは 2 分とされる[1)3)6)]。アトロピンとは異なり、筋への作用が主で攣縮を改善させる。自発呼吸の出現が期待できる。

　　　1 g（小児は 50 mg/kg）静注　60 分ごとに反復

　　　効果の判定：自発呼吸の出現

・ジアゼパム：神経剤に対する拮抗作用はないが、持続する痙攣を軽減する。痙攣がみられなくても併用することを勧める考えもある。

　　　5～10 mg（小児は 0.2 mg/kg）　静注（筋注）

　　　効果の判定：痙攣消失

> ・自動注射器
>
> 　汚染域で自力避難できない傷病者に対して、救助者が早期に薬剤を投与したり、救助者が自らに対して解毒剤を投与することで救命や症状の悪化を防止できる可能性がある。神経剤に対するアトロピンとオキシム剤は最も普及した自動注射器である。諸外国の軍では、兵士がアトロピン2〜4mgとプラリドキシム(2-PAMCl)600〜1,000mgがセットになったキットを所持しており、神経剤に曝露された際に服の上から自分の大腿や上臀部に自己注射する。
>
> 　その他、アトロピン2.1mgとプラリドキシム600mgが1つのチャンバーに入った(Duo-Dote®)自己注射器も開発されており、現場で動けない傷病者への早期投与が期待できる。

② びらん剤

①種類：マスタード(硫化マスタード、窒素マスタード)、ルイサイト、ホスゲンオキシム

②特性

　エアロゾル、液滴として散布されて肺からの吸収や皮膚、眼、粘膜からの吸収で毒性を発揮する。ホスゲンオキシム以外は粘性で油性の液体である[1]。マスタードは、衣類が薄い場合には急速に浸透して皮膚障害を生じる[6]。

③作用機序

　剤が皮膚、粘膜に接触することによって細胞レベルで局所障害を引き起こす。化学熱傷と同様であり、びらん、水疱を形成する。マスタードは蛋白質や核酸のアルキル化をきたし、DNA合成阻害によって局所組織傷害を生じる。ルイサイトは、含有するヒ素がSH基を含む酵素やグルタチオンの機能を阻害して組織壊死を生じる。ホスゲンオキシムの作用機序は不明な点が多い。

④症状

　灼熱感、発赤、びらん、水疱を生じる。眼は痛みと流涙、後には潰瘍を形成する。吸入によって咳、喘鳴、肺水腫に至る。

＊特徴としてマスタードとルイサイトおよびホスゲンオキシムの曝露から症状発現までの時間差がある！

- **マスタード**：遅発性であり、硫化マスタードは2〜48時間後、窒素マスタードは4〜6時間後に症状が出現する。曝露直後には気づかない危険がある。にんにく臭。
- **ルイサイト**：5分後には疼痛を自覚し、30分後には発赤が、2〜3時間後にはびらん、水疱が出現する。
- **ホスゲンオキシム**：曝露直後に疼痛を自覚し、30分後には発赤が、24時間後には組織壊死が起きる。

⑤治療

- 一刻も早く**水除染**を実施する必要がある。マスタードは衣類の浸透性が高いうえに、曝露直後に症状が出現しにくいので、初期に症状がなくても意識的に曝露部位を中心に水除染を実施する必要がある。
- BAL：ルイサイトの全身症状に対してはヒ素のキレート作用を期待して投与が考えられるが、

効果は未知である。

　　　3 mg/kg を筋注　4 時間ごと[6]

＊BAL の軟膏を早期に局所塗布する方法が考えられるが、わが国に製品はない[5]。

③ 血液剤

①種類：シアン化水素、シアン化塩素、シアン化臭素

②特性：揮発性の高い液体または気体。エアロゾル、気体として多くは肺から吸い込んで効果を発現する。産業用としても生産されているうえ、アクリル系繊維や樹脂、ポリウレタン燃焼時には発生するので室内火災では常にシアン中毒を疑う必要がある。

③作用機序

　血液によって身体の隅々まで運搬される酸素は、全身組織内の細胞内にあるミトコンドリアに到達する。TCA サイクルおよび H^+ の移動と濃度勾配に連動した電子伝達系において酸素は利用され酸化的リン酸化によって ATP が産生される。この電子伝達系の複合蛋白質の１つであるチトクロームオキシダーゼによって H^+ が O_2（酸素）に渡されて水になる。チトクロームオキシダーゼには Fe^{3+}（３価鉄イオン）が含まれている。シアンは Fe^{3+} に強い親和性があり、チトクロームオキシダーゼの働きを阻害する。その結果、細胞内で酸素利用されなくなり、ATP 産生（エネルギー産生）が停止する（図7）。体内に貯蔵できない ATP 産生が停止すると、生物は脳活動、筋の運動もすべてが停止してしまい、死亡する。

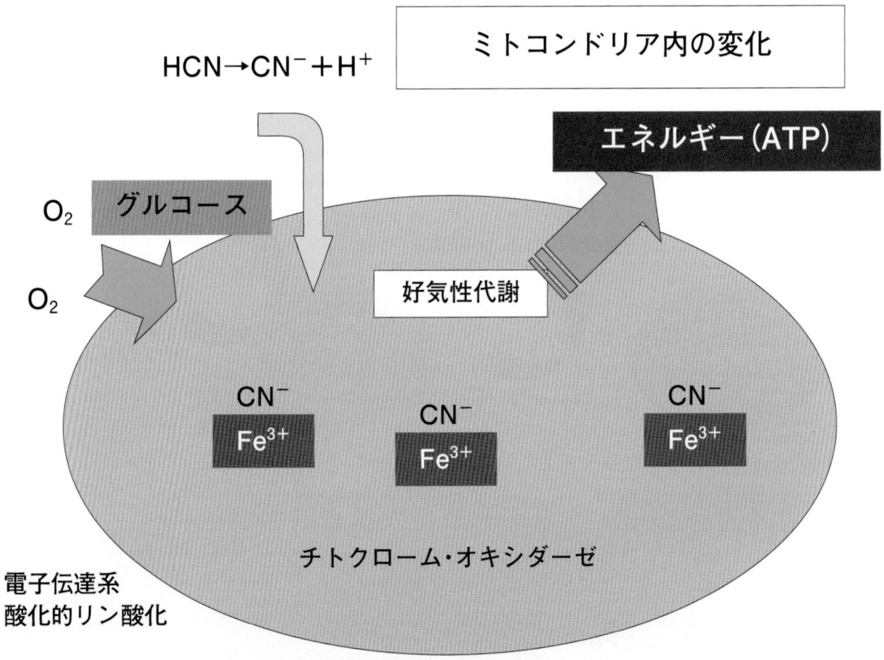

$HCN \rightarrow CN^- + H^+$

ミトコンドリア内の変化

エネルギー（ATP）

O_2　グルコース

O_2

好気性代謝

CN^-　Fe^{3+}　　CN^-　Fe^{3+}　　CN^-　Fe^{3+}

チトクローム・オキシダーゼ

電子伝達系
酸化的リン酸化

図7●ミトコンドリア内のチトクロームオキシダーゼの３価鉄イオン（Fe^{3+}）にシアンイオン（CN^-）が結合して機能を停止する

④症状

　高濃度曝露では 30 秒〜1 分で意識消失する。さらに呼吸停止、心停止に至る[1][3]。低濃度曝露では呼吸数増加、めまい、悪心、嘔吐、頭痛がみられるが、自然に回復する。

塩化シアンの場合には、眼や鼻、喉に刺激があり、流涙、咳が出る。

血液中の酸素飽和度の低下がない＝血液の色は明るい。SpO$_2$低下もない

＊末梢組織での酸素利用が低下するので、静脈血の酸素分圧が高く、乳酸アシドーシスになることが診断の助けになる。

⑤治療

　曝露後意識消失なら、高濃度曝露としてすぐに後述の解毒剤を投与する。曝露後5分以上経過しても意識、呼吸が安定していれば低濃度曝露であり、酸素投与だけで自然回復する。

・100％酸素投与と気管挿管による人工呼吸：少しでも残っているチトクロームオキシダーゼ機能を活用して電子伝達系の機能を維持する。

・ヒドロキソコバラミン：含有するコバルトにより、チトクロームオキシダーゼ中の Fe^{3+} からシアンイオンが奪い取られて、シアノコバラミン（ビタミン B$_{12}$）に変化する。現在は第一選択である[7]。

5 g を生理食塩水 200 mL に溶解して 15 分以上かけて点滴

・亜硝酸薬とチオ硫酸ナトリウム：亜硝酸によって血液のヘモグロビン（Fe^{2+} を含む）がメトヘモグロビン（Fe^{3+} を含む）に変換される。チトクロームオキシダーゼに結合していたシアンイオン（CN$^-$）を遊離させる。メトヘモグロビン中の Fe^{3+} に引き寄せられて結合してシアノメトヘモグロビンを形成する。CN$^-$ が遊離したチトクロームオキシダーゼは機能が復活する。引き続きチオ硫酸ナトリウムを投与して、シアンイオンは無害なチオシアネイトになって尿から排泄される[1)6)7)]（図8）。

＊静脈路がないとき ➡ 亜硝酸アミル1アンプルを吸入（静脈路確保されるまで）

＊静脈路が確保されれば ➡ 亜硝酸ナトリウム 300 mg（6〜10 mg/kg）；3％溶液なら 10 mL を 2〜4 分かけて投与（小児は 0.15〜0.33 mL/kg）

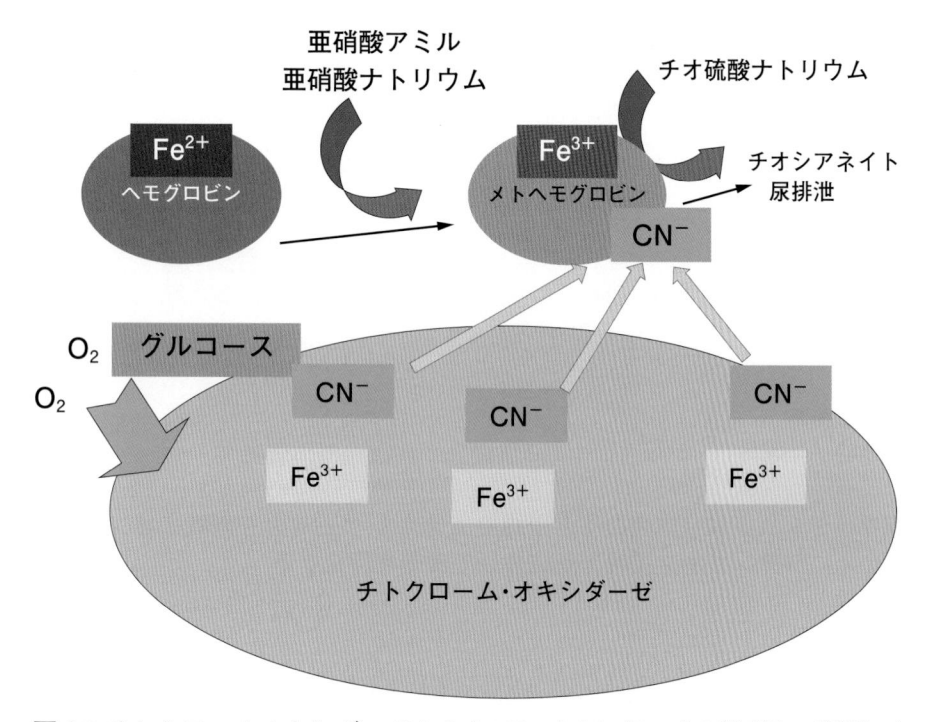

図8●チトクロームオキシダーゼからシアンイオン（CN$^-$）が遊離して機能が回復する

引き続き、チオ硫酸ナトリウム＝12.5 g；25％溶液なら 50 mL、10％溶液なら 125 mL を 10 分以上かけて静注。

・硫化水素事案について

　シアンイオン（CN^-）と同様に硫化水素イオン（HS^-）は 3 価の鉄イオン（Fe^{3+}）との親和性が強くチトクロームオキシダーゼを失活させ機能停止させる。結果的に高濃度曝露によって瞬時に意識を失い、心停止に至る。対処として、メトヘモグロビンを産生してチトクロームオキシダーゼの Fe^{3+} から HS^- を分離して排泄させるので、亜硝酸薬とチオ硫酸ナトリウムによる治療法はシアンと同様の手順である。

4　窒息剤

①種類：ホスゲン、ジホスゲン、クロロピクリン、塩素

②特性：液体か気体で存在するが、気化しやすく吸い込んだ際に人体への害が生じる。空気より重い気体で、低所に貯留して危険性を増す。

③作用機序[3]

・ホスゲン：水に溶けにくい ➡ 吸い込んでも喉頭・咽頭など上気道で加水分解されないので上気道よりも、肺胞など下気道で強い症状をきたす。

・塩素：水に溶けやすく、水と反応して活性酸素と塩酸を生じる。酸による刺激と活性酸素による組織障害を生じる。よって喉頭、咽頭部に直接作用する。

④症状[3]

・ホスゲン：初期症状は流涙、鼻汁、喉の痛み ➡ 数時間後に肺胞損傷から肺水腫に至る。初期症状だけで判断することなく、経過観察が必要。

・塩素：咽頭、喉頭など上気道の粘膜傷害が高度である。

・クロロピクリン：水に溶けにくいので、肺など下気道に障害が出やすい。

⑥治療

・特異的治療法は存在しない。

・眼や皮膚は大量の水で除染する。

・酸素投与、気道確保、人工呼吸などの対処療法が主体になる。

・安静が重要で、歩行を許可しない[1]。

5　無力化剤

①種類：3-キヌクリジニルベンジラート（BZ）、オピオイド（フェンタニル）

②採用機序：中枢神経、末梢神経に作用して一次的に行動を不能化させる。副交感神経遮断作用。一般に非致死性と考えられてきた。

③症状：精神症状；陶酔感〜絶望感までいろいろ。散瞳、口渇、頻脈、錯乱、混迷。

　＊フェンタニルは従来、生命リスクが高くない無力化剤とされてきたが、2002 年 10 月モスクワ劇場占拠事件において、特殊部隊がオピオイド剤のフェンタニル誘導体を使用して、人質 100

名以上が死亡した事案がある。国際的にはテロに使用されうる化学剤として注意が必要である。しかし現状では、危険性の評価が定まっていない。

6 催涙剤

①種類：CN、CS、CR、CA、OC（カプサイシン）
②特性：暴動に対する鎮圧剤あるいは護身用スプレーとして使用される。
③作用機序：眼粘膜や鼻粘膜の感覚神経終末を化学的に刺激すること痛みや分泌を亢進する。
④症状：流涙、眼痛、くしゃみ、鼻汁など皮膚粘膜の刺激症状。通常曝露後30分程度続いて改善する。
⑤治療：特異的な治療はない。曝露場所を離れ除染をすることで時間経過によって改善する。

5 重要事項

　初期対応はMCLS-CBRNEのコンセプトにあるように「あらゆるハザードに対応」できるように汎用性のある指針に基づいて活動を開始する。しかし、剤が特定された場合には、剤特有の対応へ切り替える必要がある。化学剤の個別対応に関しては非常に専門的な知識が求められる。公益財団法人日本中毒情報センターは種々のデータを保有するとともに、各種化学剤に関する専門家に緊急で連絡できるネットワークを有するので、是非とも活用することをすすめる。

公益財団法人　日本中毒情報センター　中毒110番
■一般専用電話
大　阪 072-727-2499（365日、24時間）
つくば 029-852-9999（365日、9〜21時）
■医療機関専用有料電話（情報提供料：1件につき2,000円）
大　阪 072-726-9923（365日、24時間）
つくば 029-851-9999（365日、9〜21時）

（阿南英明）

文　献

1) Robert A De Lorenzo, Robert S Porter（著），徳野慎一，越智文雄（訳）：大量破壊兵器事案における救急処置．じほう，東京，2004.
2) 阿南英明：新・化学テロ現場 病院前活動の考え方と実際；厚生労働行政推進調査事業研究成果「化学テロ等発生時の多数傷病者対応（病院前）活動に関する提言；被害者の救命率の向上と対応者の安全確保の両立を目指して」．ぱーそん書房，東京，2020.
3) 日本中毒情報センター：NBC災害・テロ対策研修テキストブック．東京，2014.
4) CBRNEテロ対処研究会：必携NBCテロ対処ハンドブック．診断と治療社，東京，2008.

5) http://www.group-midori.co.jp/logistic/bc/chemistry/nerve_agents.php

6) Raymond S. Weinstein, Kenneth Alibek：Biological and Chemical Terrorism；A guide for Healthcare Providers and First Responders. Annals of Internal Medine 139(10)：2003.

7) 阿南英明(編著)：実践 救急アドバンス，解剖・生理・病態から治療まで．永井書店，大阪，2012.

■■■ 2・B(生物剤：biological agents) ■■■

1 生物剤の特性

　生物剤とは、ヒトや動物を殺傷したり植物を枯らしたりすることを目的とした細菌やウイルスなどの微生物、およびこれらがつくり出す毒素の総称である。生物剤は英語では Biological agents であるため、わが国では「B」と称され、テロ行為についてはバイオテロ（B テロ）と称される。また、これらの病原体を扱う施設での火災などについては、周囲に感染を蔓延させる危険性があるため「B 災害」と称される。

　各種兵器の費用対効果について、1 km^{2}の範囲に存在する生物を殺傷する費用としては一般的兵器 2,000 ドル、核兵器 800 ドル、化学兵器 600 ドル、生物兵器 1 ドルであり、生物兵器は「貧者の核兵器」とも呼ばれている。なお近年の生物剤を用いたテロ事例としては、2001 年のアメリカ炭疽菌事件がある。これは、フロリダ州やニューヨーク市などで白い粉が入った郵便物により炭疽菌が散布され、22 名の炭疽患者が発生し、5 名が死亡した。また、1995 年に東京地下鉄サリン事件を起こしたオウム真理教は、未遂ながらも 1990～1993 年にかけて炭疽菌などを用いたテロを試みている。

2 B 災害・テロの特徴

1 原因物質について

　原因物質が感染性の微生物の場合は、極めて微量で多数の感染症を発生させうる。また感染が成立し、発症するまでに潜伏期があることから、テロが実行されたことの認知が遅れる。一方、細菌・真菌・動物・植物から産生される毒素の場合は、それ自体は体内で増殖しないが、微量でも極めて早く毒性が発揮される。米国疾病管理予防センター(Centers for Disease Control and Prevention；CDC)による B テロに使用可能な生物剤/関連疾患のカテゴリー分類を**表2**に示すが[1]、以下のような条件を満たしていることが多い。
①発病率や死亡率が高い
②感染性が高い
③免疫をもっている人が少ない
④原因物質が安定している
⑤散布が容易である
⑥診断や治療が困難である
⑦過去に生物兵器としての使用実績がある

表2●B テロに使用可能な生物剤・関連疾患のカテゴリー分類

カテゴリーA	国の安全保障に影響を及ぼす最優先の病原体 1．容易に人から人へ伝播 2．高い死亡率 3．社会的パニックや混乱を起こす恐れがあり、公衆衛生上の影響大	①天然痘 ②炭疽* ③ペスト ④野兎病 ⑤ボツリヌス毒素 ⑥ウイルス性出血熱（エボラ、マールブルグ、ラッサなど）
カテゴリーB	第2優先対策の病原体 1．比較的容易に伝播 2．中程度の感染率だが低死亡率 3．疾病サーベイランス強化が必要	①Q 熱 ②ブルセラ症 ③鼻疽 ④ベネズエラ馬脳炎など ⑤食品や水で媒介される病原体（リシン、ブドウ球菌エンテロトキシンB、トリコセシン真菌毒素など） ⑥腸チフス ⑦H157（腸管出血性大腸菌症） ⑧コレラ ⑨クリプトストポリジウム症
カテゴリーC	将来危険となりうる病原体 1．入手・生産・撒布が容易 2．高い感染率と死亡率 3．広範囲に散布可能で公衆衛生上に影響大	①ニパ脳炎 ②腎症候性出血熱、ハンタウイルス肺症候群 ③ダニ媒介性脳炎 ④黄熱病 ⑤多剤耐性結核 ⑥高病原性鳥インフルエンザ

*：人から人への伝播なし　　　　　　　　　　　　　　　　　　　　　　　　　　　　　（文献1）による）

❷　発生様式（化学剤との比較）

　Bテロの場合、攻撃の有無や時期が秘匿的(covert)なこともあり、実際に感染が流行した場合、それが自然発生したのかテロによるものかを鑑別することは難しいし、すぐにはわからない。**表3**に化学傷者と生物傷者との発生の違いを示す。また仮にテロによる攻撃であった場合でも、発病までは一定の期間(潜伏期)があるため、テロ現場では病原体曝露による傷病者は通常発生し得ない。しかし攻撃を受けた(曝露した)人が除染、治療などを受けずに移動し、発病した場合には、二次感染により広範囲に多数の感染者が発生する可能性があるが、その場合には感染は既に拡大しており、テロ実施者の所在を確認することは困難である。いずれにせよ感染拡大を防ぐためには、早期の公衆衛生学的対応が非常に重要となる。初期対応の遅れにより、発生患者数は激増する

表3●化学傷者と生物傷者の発生の違い

	化学剤による傷病者	生物剤によるもの
・影響	速効性	潜伏期がある
・性状	有臭、揮発性	無味無臭、揮発なし
・露見性	露見的	自然感染との区別？
・犠牲者の分布	散布場所に限局	各地に分散
・二次患者の発生	患者に付着した残留物に接触したとき	生物剤の種類によりヒト→ヒト感染が起こる
・除染の必要性	必須	場合により必要

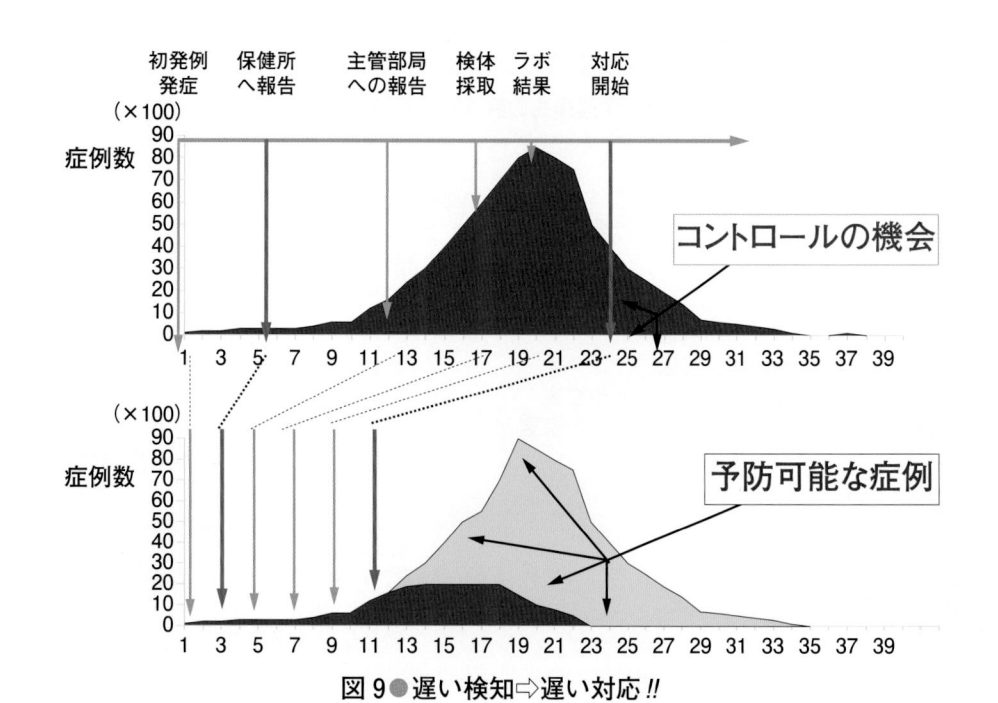

初発例　保健所　　　主管部局　検体　ラボ　対応
発症　　へ報告　　　への報告　採取　結果　開始

図9●遅い検知⇨遅い対応!!

（図9）。普段認められないような感染症患者が発生するなど、少しでもBテロを疑えば、早期に保健所などへ通報しなければならない。

　なお、「白い粉」が入った郵便物が配布される、または大衆に向けて散布されるような事例では、多くはBテロを模した愉快犯による犯行であるが、警察との協力体制のもとに、現場での状況分析、評価、検体採取、群衆管理、パニック防止が重要となる。また、実際に生物剤が使用されたことが判明した場合では、白い粉を浴びた、または吸入した被害者（感染症発症前であることから無症状）は、適切な除染が必要であるとともに、地元の保健所や医療機関において、その後に感染症を発症させないための予防的治療などの医療対応が必要になる。

3 検知について

a．検知における生物テロへの対応の特徴

❶医療機関

　医療機関においては、感染症を発症した患者に対して治療および伝播防止を行うが、一般にはBテロにより発生する感染症は稀な疾患が多いため、Bテロの感染症に対する理解を深めて異常を早期察知することが重要である。また平時から保健所などの関係機関との連携強化も求められる。

❷公衆衛生機関（保健所）

　医療機関からの情報提供をもとに迅速な「アウトブレイク」の認知・宣言を行い、防疫処置を実施する。また犯罪に関する事項であるため、警察や公安との調整を図る。

b．早期検知の重要性

　感染拡大の防止のためには、早期検知による原因菌同定とその対策実施が重要であるが、その根拠を**図1**に示す。一般に感染症が拡大する過程においては、保健所への報告が最初に行われ、次

いで保健所から衛生主管部局への報告が行われる。ここで感染拡大の実態が確認され、原因菌の同定のため検体採取が行われ原因菌が同定されると、ようやく対応が開始される。しかしこの時点では感染のピークは過ぎており、既に多くの患者が発生してしまっている。もし早期に保健所への報告が行われ、以後のプロセスのタイミングをより短くすることができれば、感染拡大がピークを迎える前に対応が開始されるため、多くの患者の発症数を桁違いに予防することができる。

c．検知器について

　測定器で特定できる病原体の数は限られ、また測定に時間を要するなど、現場での検知は困難といわれてきたが、最近になりBテロに使用される可能性の高い生物剤について短時間で検知できる器械も開発されている。主な生物剤検知器を以下に示す。わが国では警察のNBC部隊や自衛隊特殊武器防護隊などが所有しているのみであり、通常の部隊は配備されていない。

❶粒子計測器

　大気中の浮遊物質の粒径と個数を測定する。粒度分布に変化が生じた場合、なんらかの人工的なエアロゾルが存在すると判定する。生物剤警報機(Biological Aerosol Warning System)がある。

❷生物剤検知器

　エアロゾルが微生物であるかどうかを判定するための機器である。微生物細胞内のアデノシン三リン酸(ATP)や還元型ニコチンアミドアデニンジタクレオチド(NADH)などを検知したり、個々の細胞を観察したりすることで生物剤であるかどうかを判定する。

❸生物剤識別検知器

　生物剤の剤種を特定するための機器である。免疫学的検査や遺伝子学的検査により生物剤を同定する。

４　散布方法

　以下のような散布により感染拡大を図ることができる。

①エアロゾル発生器による散布は、生物剤の散布に最も適している。上空からはミサイル、航空機、無人機、気球などを使用して散布することが可能であり、地上では散布車両や時限発生装置による散布が可能である。なお爆発物との併用は、熱や光により生物剤を死滅させるので適さない。

②生物剤を含んだ物質（白い粉など）を単純に散布し、これが舞い上がることによる拡散効果を狙う。

③下痢を起こす細菌など、経口感染する微生物については、川、池、湖などの水源地に混入させることで感染を拡大させることができる。

④ペストや野兎病などは、ノミ、ダニ、蚊などの疾病媒介生物(ベクター)を使用して散布することが可能である。

3 生物剤の侵入経路および防護・予防方法

1 生物剤の侵入経路

　経路は大きく吸入、経口、皮膚、注射の4つに分けられるが、気道や消化管は病原や毒素に対して相対的に防護力が弱いので、予防においては非常に重要である。逆に皮膚は常時外界と接しているため、病原体や毒素に対して防護力が強い。生物剤はエアロゾル散布の場合が最も高い感染性を発揮し、特に直径 $2〜5\,\mu m$ が最も感染しやすい。逆に直径 $5\,\mu m$ 以上の粒子は鼻や気管で捕えられて肺胞には到達しないため感染しにくい。

2 病原体感染防護方法

　吸入を目的としたエアロゾル散布に対しては、フィルターの付いたマスクを着用し、病原体の吸入を阻止する。経口摂取を目的とした水系、食物への混入については、病原体の混入した水の使用禁止、汚染食物の廃棄で対応する。

　初動対応を実施しなければならない要員の防護については、病原体によって以下のように対応を考慮する。

①口腔粘膜や結膜への侵入予防としては、眼鏡や通常のマスク使用により多少の効果は期待できる。手についた病原体を無意識に顔面に付着させないことが重要である。

②飛沫感染を予防するためには、飛沫保護眼鏡(ゴーグル)、サージカルマスク、ゴム手袋、標準的なガウンを着用する。空気感染を予防するためには、N95マスクやフェイスシールド(ゴーグル)を着用するが、適正使用のための訓練が必要となる。

③飛散体液からの感染を予防するためには、防護マスクとフェイスシールドとの二重装着が必要である。

3 発症防止方法

①ワクチン(能動免疫)が存在する場合は接種を行う。最も効果的な予防手段である。

②曝露した後でまだ発症していない状況であれば、抗菌薬予防投与や γ グロブリン製剤(受動免疫)を投与する。なお抗菌薬は副作用もあるため、慎重に投与する。被害者についても発症していない状況であれば、同様に対応する。

4 CDCによる標準的感染制御法(Standard precautions for infection control)

①汚染されている可能性のあるものに触れる際は、必ず手袋を着用する。

②汚染されている可能性のあるものに触れた場合には、手袋装着の有無にかかわらず手洗いをする。

③感染性の液体が処置などにより飛散する可能性がある場合には、帽子、マスク、眼鏡(ゴーグル)、ガウンなどを着用する。

④汚染されている可能性のある器具やリネンなどを取り扱う際には、二次汚染を起こさないように注意する。

⑤床や壁などを定期的に清掃、消毒する。

⑥業務上の健康管理規則および血液媒介病原体に関する規則を遵守し、二次汚染のリスクを減らす。

⑦二次汚染のリスクのある患者は個室か集団室に移す。

4 生物剤の除染

多くの微生物は通気・日光・高熱により殺菌可能であるため、基本的には除染は不要である。唯一の例外は炭疽菌（白い粉）や毒素で、これらの曝露が疑われる場合には除染が必要となる。

除染を実施するにあたっては、エアロゾル曝露時の場合は、眼および口腔内洗浄だけでなく衣服へのエアロゾル付着も考慮して除染する。なお発生場所が屋外の場合は、風向きなどを考慮して汚染の拡大を防止できる場所に除染所を設置する。発生場所が屋内の場合は、原則として施設内のシャワーなどの設備を活用する。

5 生物剤曝露患者の医療対応

1 生物剤の推定

確定診断については、保健所と相談して各都道府県衛生研究所または国立感染症研究所へ検体を送って行う。そのため生物剤散布により発症したと考えられる患者では、下血や下痢などの消化器症状、咳や呼吸困難などの呼吸器症状、皮疹の有無を確認する。それぞれの症状から推測される生物剤について図10に示す[4]。

秘匿的に実施されたBテロの最初の徴候は患者発生によって確認されるが、その症状は多彩で潜伏期間の数時間から数週間とさまざまであるため生物剤曝露の徴候は常に遅れて出現する。このためBテロにかかわる関係者は、生物剤対応の困難さを十分に理解し、日頃から生物剤関連疾患に関する知識を備えておく必要がある。

2 医療機関への搬送

「感染症の予防及び感染症の患者に対する医療に関する法律」（感染症法）により、患者（疑いも含む）の搬送については自治体の衛生主管部局が対応することになっているが、事前の保健所等との搬送協力協定や発災後の協力要請により、消防機関が対応する場合がある。

①空気飛沫感染を起こす生物剤の拡散防止のためには、医療機関までアイソレーターにて搬送するのが望ましい。

②アイソレーターが用意できない場合には除染を実施し、救急隊員はゴム手袋、ゴーグル、マスク

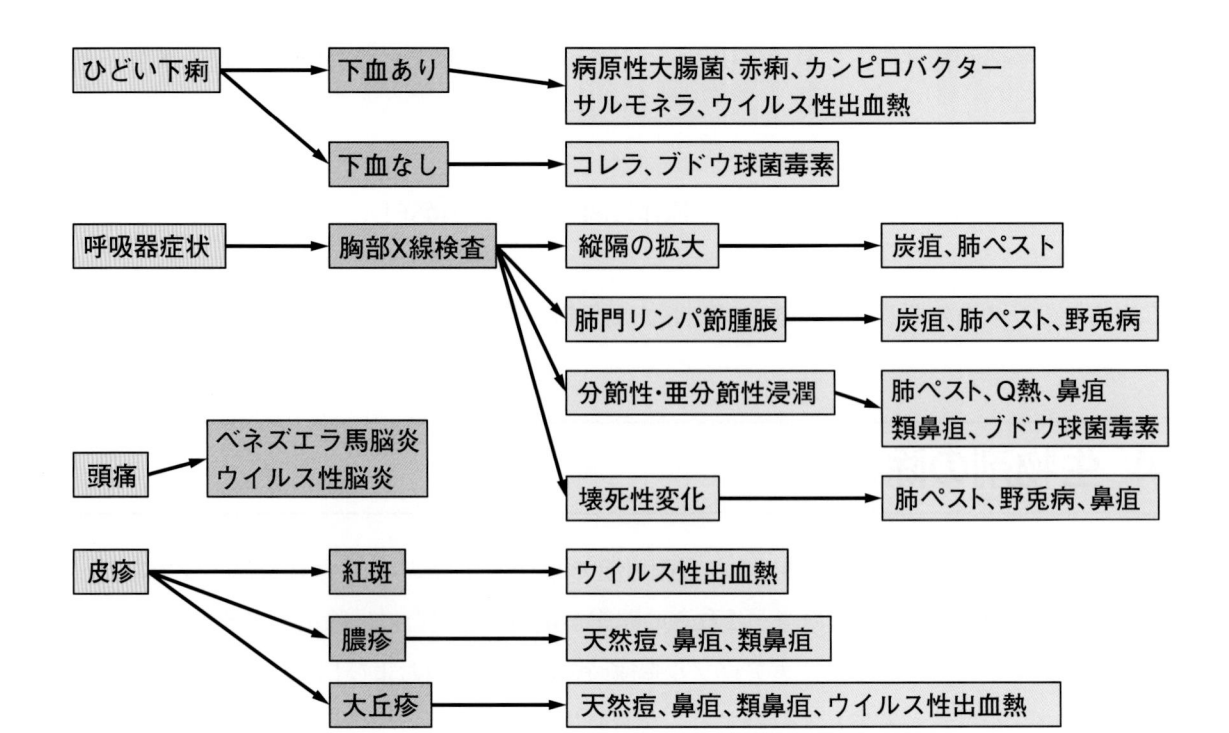

図 10 ● 症状から推測される生物剤

（Wiener SL：Biological Warfare Defense. Biological Warfare, Zilinskas RA（eds）, Lynne Rienner Publishers. London, 2000 より一部改変）

（N95 規格）、感染防護服を着用して搬送に当たる。

③医師などの協議により、粉などによる生物剤に曝露された人の除染を実施しない場合には、生物剤が拡散しないように曝露者の全身をビニールなどで覆い、口鼻部分にはマスク（N95 規格）を着装し曝露者の身体、衣類または汚物に直接触れないようにする。また、床などにビニールシートを敷くなどの処置を行う。

④救急搬送時には救急車内の換気扇、エアコンなどを停止し、車外に空気が漏れないような処置をとる。

⑤保健所等からの指示により指定された医療機関等に搬送する。

3 未発症被害者への予防的治療

　白い粉の中に実際に生物剤が入っていた場合には、発症患者と同様に抗菌薬の予防投与を開始する。例えば生物剤が炭疽菌の芽胞の場合には、シプロキサン®（経口 400 mg を 1 日 2 回）またはドキシサイクリン（経口 100 mg を 1 日 2 回）の予防内服を行う。通常は 6 週間投与とするが、吸入量が多い場合には投与期間をさらに 2 週間延長する。

4 発症患者への治療

　治療は原因となる生物剤によりさまざまであるが、原則は早期診断、早期治療である。また拡大防止のための汚染除去や患者の隔離収容が重要である。また、診断確定前に発生した患者については、症候診断（Syndrome-based criteria）にて治療を開始する。つまり B テロにより発症したと診断された患者と同様の症状があった場合には、培養や X 線検査の結果を待つまでもなく抗菌薬

投与などの治療を開始する。

---

6 生物剤各論

1 天然痘

- 病原体：天然痘ウイルス（variola virus）、ヒトからヒトへ空気感染、飛沫感染、接触感染（発疹や水疱の滲出液）を起こす。感染力が非常に強く、10 個程度の吸入でも感染する可能性がある。
- 潜伏期間：平均 12 日間（7〜16 日）
- 症状：初期症状は倦怠感、発熱、頭痛である。発疹（四肢に同時発生）が特徴的で、紅斑、丘疹、水疱、膿疱、結痂、落屑と規則正しく移行し、2〜3 週間で痂皮化する。水痘との違いを**表 4** に示す。
- 特殊型：急性経過を示す出血型、悪性型は、全患者の 5〜10％にみられる。特徴的な皮膚所見がないこともあり診断は困難で、潜伏期間が短く 5〜6 日目で死亡する。
- 診断：咽頭・鼻腔・皮膚病変のぬぐい検体からウイルスを同定する。
- 致死率：ワクチン未接種では 30％が死亡する。種痘を受けた場合は 3％の死亡となる。
- 治療：対症療法のみで、隔離したうえで呼吸管理が必要となる。わが国で使用するワクチンは、国内で開発された LC16m8 株という安全性が高いワクチンで、B テロに備え国家備蓄されている。

表 4 ● 天然痘と水痘

	天然痘	水痘
潜伏期	7〜17 日	14〜21 日
前駆期（発疹前の有熱期）	2〜4 日	なし
発疹の部位	顔面、四肢の密度大	体幹部の密度大
発疹の進展	同じステージ	さまざまなステージ
痂皮の形成（発疹後）	10〜14 日	4〜7 日
痂皮の脱落（発疹後）	14〜28 日	<14 日

　天然痘患者は、1977 年ソマリアでの自然発症例が最後で、1980 年、世界保健機関（WHO）は天然痘の根絶を宣言したが、ウイルスとしては現在でも米国 CDC、ロシアのウイルス予防研究所に保管されている。またアメリカ国防省では、旧ソ連や北朝鮮からの亡命者による証言、イラクでの天然痘ワクチン製造実績などから、ロシア・イラク・北朝鮮では現在も軍事目的の天然痘ウイルスが存在している可能性を指摘している。そのため本来発生しうるはずのない天然痘患者が万が一発生した場合には、B テロを念頭に入れて活動する必要がある。

❷　炭疽菌

- 病原体：グラム陽性芽胞形成菌（*Bacillus anthracis*）、ヒトからヒトへの感染はない。散布には芽胞が用いられる。芽胞の場合、長期間生存し、加熱によっても死滅しない。
- 潜伏期間：平均5日間（1日〜8週間）
- タイプ：感染経路や病態から、吸入（肺）炭疽、皮膚炭疽、腸炭疽の3タイプに分けられる。
- 症状：鼻閉感、関節痛、易疲労感、空咳などの感冒様症状から始まり、2〜3日後に呼吸困難、発汗が出現し、低酸素血症、ショックとなり、さらに髄膜刺激症状、痙攣、昏睡が出現する。
- 診断：鼻腔スメア染色（グラム・ギムザ・莢膜染色）で莢膜を有する大桿菌を確認することと、胸部X線検査や胸部CT検査にて縦隔拡大（出血性リンパ節炎）を確認する。
- 致死率：吸入炭疽の場合、無治療ならほぼ100％死亡するが、集中治療により40％以下に低下する。
- 治療：抗菌薬の大量静脈内投与を行う。具体的にはシプロフロキサシンを成人に対して400 mg、小児に対して10〜15 mg/kgを12時間ごとに60日間静脈内投与する。予防内服については、同様の抗菌薬を8週間内服する。

　炭疽菌は生物兵器が備えるべき条件をほとんど有する理想的な細菌である。そのため過去に米国で兵器化され、芽胞の分離技術も開発されている。また米国では2001年に炭疽菌の混入した郵便物により炭疽の集団発生が起きている。炭疽は天然痘とともに生物剤の中では最も脅威であり、この両者を用いたテロの可能性は高く、常に注意が必要である。

❸　ペスト

- 病原体：グラム陰性桿菌（*Yersinia pestis*）、まずネズミやリスなどが感染し、ノミが媒介してヒトに感染する。腺ペストでは膿に触れなければヒトからヒトへの伝染はないが、肺ペストでは飛沫感染によりヒトからヒトへ伝染する。
- 潜伏期間：肺ペストは1〜6日間、ノミからの血液感染では2〜8日間。
- タイプ：感染経路や病態から、腺ペスト、肺ペストの2タイプに分けられる。
- 症状：腺ペストでは高熱、頭痛、有痛性のリンパ節腫脹が認められ、敗血症を起こす。肺ペストでは高熱、咳、漿液性血痰、呼吸困難を起こす。
- 診断：血液、喀痰をグラム/wayson染色を行い、菌を確認する。
- 致死率：未治療では80〜100％死亡するが、発症後24時間以内の抗菌薬投与が転帰改善に非常に有効である。
- 治療：①テトラサイクリン10 mg/kgを1日4回静脈内投与、②クロラムフェニコール10 mg/kgを1日4回静脈内投与：いずれも解熱後も5日間投与、③ストレプトマイシン1 g/日筋肉内投与、解熱後①②を5日間投与する。

❹　野兎病

- 病原体：グラム陰性桿菌（*Francisella tularensis*）、ダニや蚊、野ウサギなどを介してヒトに感染

する。感染力は強いがヒトからヒトへの感染はない。

・潜伏期間：平均3日間(2～20日)

・症状：数週間の寒気、嘔気、頭痛、発熱がみられる。またタイプにより有痛性リンパ節腫脹(リンパ節型)、結膜炎、眼瞼炎、眼球穿孔(眼リンパ節型)、鼻粘膜偽膜形成(鼻リンパ節型)がみられる。

・診断：胸部X線検査での両側浸潤影や血清診断が有用である。

・致死率：未治療では約30%死亡する。

・治療：ストレプトマイシン2gを22時間ごとに筋肉内投与、ゲンタマイシン3～5mg/kgを毎日静脈内投与、いずれも解熱後以降も20～24日間投与する。

5　ボツリヌス毒素

・病原体：ボツリヌス菌(*Clostidium botulinum*)によって産生され、生物毒の中で最も毒性が強く、物質的にも安定しており熱や寒冷にも強い。潜伏期間が比較的短いため、化学剤に分類されることもある。

・潜伏期間：経口摂取で22～36時間、吸入で24～72時間。

・病態：毒素が神経筋接合部位のシナプス前終末に不可逆的に結合することで神経伝達が障害され、脱力や麻痺が起こる。

・症状：初期には複視(物が二重に見える)、眼瞼下垂、散瞳が起き、会話困難、嚥下困難、呼吸困難および全身筋肉の脱力や麻痺が起こり、進行すれば呼吸停止に至り死亡する。意識障害を伴わないのが特徴である。

・診断：血液、吐物、便などから病原体を検出し、毒素産生を確認するか毒素遺伝子を検出する。

・致死率：未治療では約60%が死亡する。

・治療：早期に抗毒素血清を投与し、呼吸筋麻痺に対して呼吸管理を行う。早期に呼吸補助が開始され回復まで継続できれば、治癒可能である。

6　ウイルス性出血熱

・病原体：フィロウイルス(エボラウイルス病、マールブルグウイルス病)、アレナウイルス(ラッサ熱)、ブニヤウイルス(クリミア・コンゴ出血熱)がある。感染経路は各ウイルスにより異なる。

・潜伏期間：通常は数日～2週間。

・症状：初期症状としては、発熱、結膜炎、皮膚の点状出血がみられる。重症化すると出血傾向により広範な点状出血、吐血、下血とともにショック、中枢神経系障害を起こす。

・診断：ウイルス遺伝子検出、血中抗体価(ELISA)などにより行う。

・致死率：一般には5～20%であるが、エボラは50～90%と高率である。

・治療：対症療法のみで、隔離したうえで各種病態に対して集中治療を行う。ワクチンは実用化されていない。

7　リシン

・病原体：トウゴマ(ヒマ)の種子から抽出される蛋白質。ひまし油精製時の副産物として産生さ

れるため、比較的簡単に大量作成可能である。物質的には熱や次亜塩素酸で失活し不安定である。

- 潜伏期間：18〜24時間
- 病態：細胞に直接作用し、蛋白合成を阻害する。そのため細胞死が起こり組織壊死を引き起こす。
- 症状：吸入時には4〜8時間後に咳、胸部圧迫感、発熱、筋肉痛などが出現し、呼吸状態が悪化し、36〜48時間で肺水腫による低酸素血症で死亡する。経口摂取時には当初腹痛、嘔吐、血性下痢がみられ、進行すれば多臓器不全や播種性血管内凝固症候群(disseminated intravascular coagulation；DIC)を併発して死亡する。
- 診断：患者血清に含まれているリシンについては、酵素免疫法(ELISA)により検出できる。
- 致死率：非常に高い。
- 治療：特異的な拮抗薬はなく、対症療法となる。空気感染の危険性はないため、皮膚が除染されていれば、隔離の必要はない。

8　ブドウ球菌エンテロトキシンB

- 病原体：黄色ブドウ球菌(*Staphylococcus aureus*)により産生される。物質的には凍結に抵抗性がある。通常の毒素型食中毒の原因毒素の1つであるが、摂取経路により異なった症状を呈する。
- 潜伏期間：3〜12時間
- 病態：毒素がリンパ球(T細胞)を過剰に活性化して激しい免疫応答を引き起こす。摂取された毒素が大量の場合は、ショックや多臓器不全を引き起こす。
- 症状：経口摂取では、嘔気、嘔吐、時に下痢がみられ、吸入による摂取では、発熱、体幹痛、空咳がみられる。
- 診断：原因物質があれば毒素の検出が可能であるが、患者の血液などから毒素を検出することは困難である。そのため症状から臨床的に当該疾患を推測する。
- 致死率：1％未満
- 治療：特異的な拮抗薬はなく、対症療法となる。毒素が大量でない限り自然回復する。

9　トリコセシン真菌毒素(T2)

- 病原体：カビ類(*Fusarium*、*Trichoderma*、*Myrothecium*、*Stachybotrys*など)により産生される。物質的には加熱に抵抗性がある。
- 病態：毒素が蛋白と核酸の同化を阻害するため、細胞の成長が障害される。そのため皮膚、粘膜、消化管、骨髄などの分裂の早い細胞が特に障害されやすい。
- 潜伏期間：数分〜数時間
- 症状：発赤、水疱、皮膚の痛みなどの皮膚症状、鼻汁、咽頭痛、喘鳴、呼吸困難などの気道・呼吸器症状、流涙、発赤などの眼症状、腹痛、嘔吐、血便などの消化器症状がみられ、大量摂取の場合には、めまい、協調運動障害、ショックから死に至る。
- 診断：血液や原因物質から毒素を検出する。

・致死率：大量曝露しない限り高くない。

・治療：特異的な拮抗薬はなく、対症療法となる。1 時間以内の除染が有効で、皮膚には次亜塩素酸、眼には生理食塩水を使用する。皮膚が除染されていれば、隔離の必要はない。

（林　靖之）

参考文献

1）Rolz LD, Khan AS, Lillibridge SR, et al：Public health assecement of potential biological terrorism agents. Emerg Infect Dis 8：228-230, 2002.

2）CBRNE テロ対処研究会（編）：必携 NBC テロ対処ハンドブック. p43, 診断と治療社, 東京, 2008.

3）Garner JS：Guideline for isolation precautions in hospitals. The Hospital Infection Control Practices Advisory Committee. Infect Control Hosp Epidemiol 17：53-80, 1996.

4）Wiener SL：Biological Warfare Defense. Biological Warfare, Zilinskas RA（eds）, Lynne Rienner Publishers, London, 2000.

1 R/N の特性(核・放射線災害はどこでも起こりうる)

　R(放射線)災害とは、ダーティ・ボムや放射性物質の取り扱い事故(原子炉爆発を伴わない原発事故[※1]を含む)など、核爆発を伴わない放射線災害である。被害は、主に放射性物質の散布・拡散に伴う放射線の人体への作用で起こる。

　N(核)災害とは核爆発(核分裂反応または核融合反応を連続して短時間に起こすことにより、生成される爆発現象)を伴う災害である。電離放射線による被害に加え、爆風、熱放射、電磁パルス[※2]による被害をもたらす。これらの被害にも対応する必要があるところがR災害と異なる点である。

　これらに加え、R・N災害の共通事項として、放射線の直接エネルギーによらない心理的・経済的・社会的影響が甚大であることが報告されている。

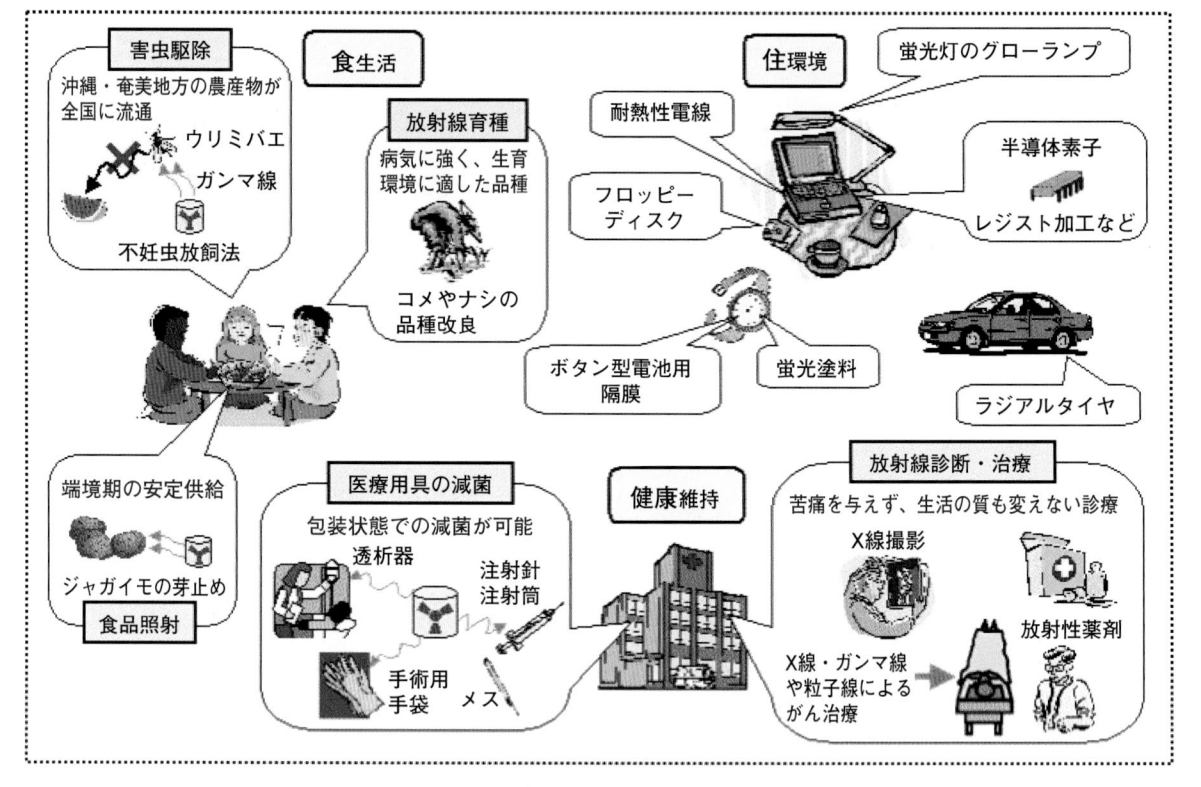

図11● 身近にある放射線の例

(出展：原子力委員会長期計画策定会議第五分科会報告書「国民生活に貢献する放射線利用」http://www.aec.go.jp/jicst/NC/tyoki/bunka5/houkoku1/houkoku-si01.htm の表題を改称)

※1：東京電力福島第一原子力発電所事故における爆発は水素爆発による建屋の崩壊であり、格納容器の爆発ではない。
※2：一定の高度で核爆発が起きたときに起きる電磁波のこと。核爆発により放出されるガンマ線が空気分子と衝突することで発生する。電磁パルスが地磁気に引き寄せられて地上に向かうときに大電流となり、電子機器や送電線などに入り込んでこれを破壊する。

　核・放射線（R/N）テロ＆災害は、東京電力福島第一原子力発電所事故による印象が強いため、原子力施設で起こる災害と考えがちであるが、核燃料物質や放射性物質の搬送時の事故、放射線を取り扱う施設（医療施設はもとより、工業・農業利用、環境保全などに利用されている）の事故などでも起こりうる。**図11**に示すとおり、放射性物資は多くの分野で使われており、それだけ事故が起こる可能性もある。**表5**は少し古いデータではあるが、放射線被ばく事故の統計である。放射線は五感で感じることができないため、一度災害が起こるとパニックになりがちである。しかしながら適切な器具を用いて測定が可能であり、きちんとした管理下で対処すれば、CBRNE 災害で最も対応しやすい災害とも言える。適切な対応を行うためには、基本的な放射線の知識をもつことが必須である。

表5●世界各国で放射線被ばく事故は意外と起きている（1945～2000 年）

線源の種類		事故件数	被ばく者数	死亡者数
加速器・X 線装置		31	94	16
密封線源	コバルト−60 線源	44	289	39
	セシウム−137 線源	9	100	7
	イリジウム−192 線源	30	79	12
	その他	4	8	0
RI・内部被ばく等		22	37	7
合　　計		140	607	81

（放射線影響と放射線防護，原子力施設による健康影響，放射線事故；放射線利用における放射線被ばく事故
（http://www.rist.or.jp/atomica/data/pict/09/09030215/05.gif の表題を改称）

2 放射線基礎知識

1 放射線とは（図 12）

　高い運動エネルギーをもって空間を飛び回っている小さな粒（イオン、電子、中性子、陽子、中間子などの**粒子放射線**）と光の性質をもった高エネルギーの電磁波（γ 線、X 線のことで**電磁放射**

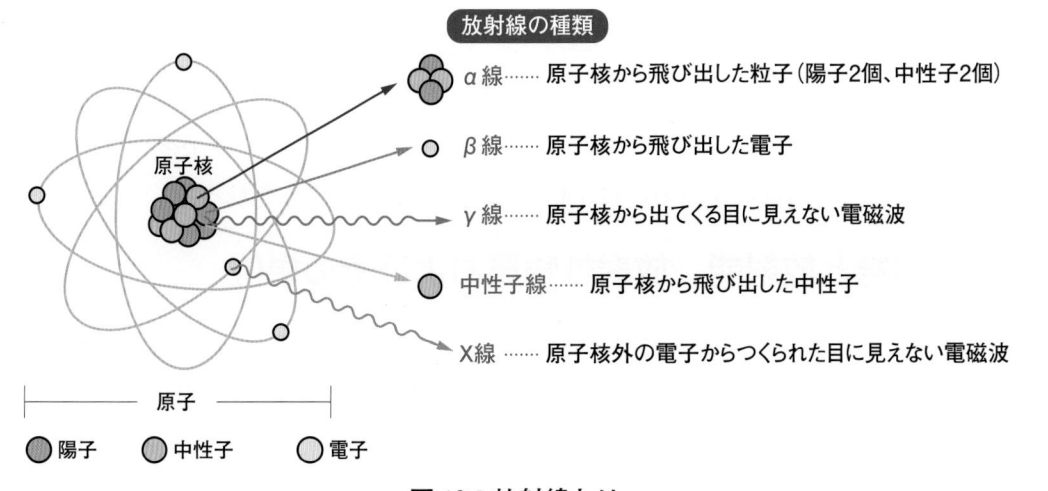

放射線の種類

α 線……原子核から飛び出した粒子（陽子2個、中性子2個）

β 線……原子核から飛び出した電子

γ 線……原子核から出てくる目に見えない電磁波

中性子線……原子核から飛び出した中性子

X線 ……原子核外の電子からつくられた目に見えない電磁波

原子核

原子

●陽子　●中性子　○電子

図 12●放射線とは

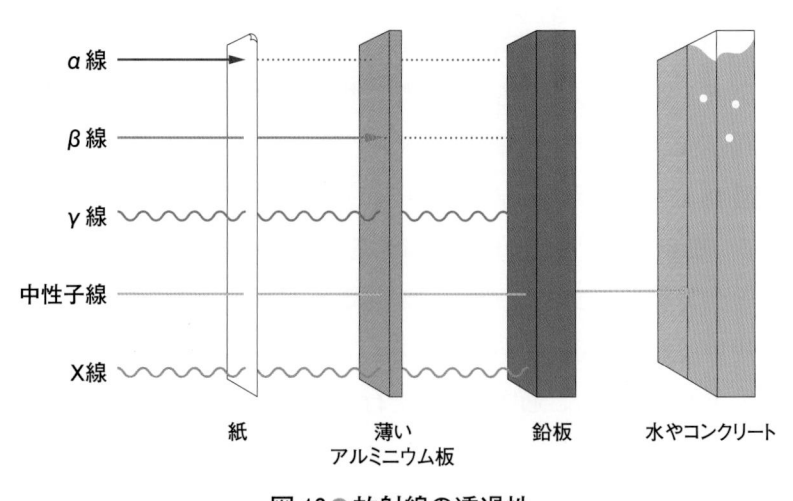

図13●放射線の透過性

線)の総称をいう。人工的につくられるX線などを除き一般的には余分なエネルギーをもつ不安定な原子核構造をもった放射性物質が、崩壊を起こす(エネルギーを放出する)ことで安定した原子核の構造に変化していく過程で放出される粒子あるいは電磁波が放射線である。放射線は直接的あるいは間接的に、物質中の原子や分子を電離または励起させる。このように物質にエネルギーを与える作用をもつものを**電離放射線**という。この作用が生体(細胞)に影響を与える本体である。主な放射線にはアルファ(α)線、ベータ(β)線、ガンマ(γ)線、中性子線、エックス(X)線がある(**図13**)。それぞれ性質が異なり、性質に応じた防御対策が必要である。一般に放射線の透過力は電荷、質量、エネルギーによって決まる。電荷をもつものは、原子と相互作用を起こしやすく透過性が弱い。α線は電荷をもち質量もあるのでなんとでも相互作用を起こし、紙1枚でも透過できない。つまり、外部被ばく(後述)の防御は容易である。一方で、内部被ばく(後述)をすると、大きなエネルギーをもち電離作用も強いため身体への影響が大きい。β線は電荷をもつため透過力が弱く、人体では皮膚で止まる。しかし、適切な防御をしないと止まったときにエネルギーを放出するのでβ線熱傷を引き起こす。質量も電荷ももたないγ線は、X線写真に応用されることからもわかるように、非常に透過性が高い。電子と相互作用を起こすため、電子の多い鉛で止まる。しかしながらエネルギー量の小さいX線と比べ、γ線はエネルギー量が高いため、通常のX線防護具である薄い含鉛エプロンでは防護することはできない。10cmの厚さで約1/1,000～1/100に減衰される。つまり鉛を防護具として身に付けるのは現実的でない。中性子線は荷電がなく、大きさの同じ原子核(水素)をもつ水で遮蔽する。原子炉が水で覆われているのは、中性子をコントロールする意味合いもある。コンクリートは水分を多量に含んでいることから、中性子線に対しても有効な遮蔽材である(ただし1/100にするのには、約65cmの厚さが必要とされる)。

② 放射線と放射能、放射性物質およびその単位

　前述の如く放射線は高速の粒子か波長が短い電磁波である。この放射線を出す物質を「放射性物質」、放射線を出す能力を「放射能」という。なお、放射性物質は、「放射性同位元素(RI：ラジオアイソトープ)」と「核燃料物質・核原料物質」に大別され、「放射性同位元素」(これがR)は、放射線は出すが臨界反応は起こさない物質の総称で、「核燃料物質・核原料物質」(これがN)は、放射線を出

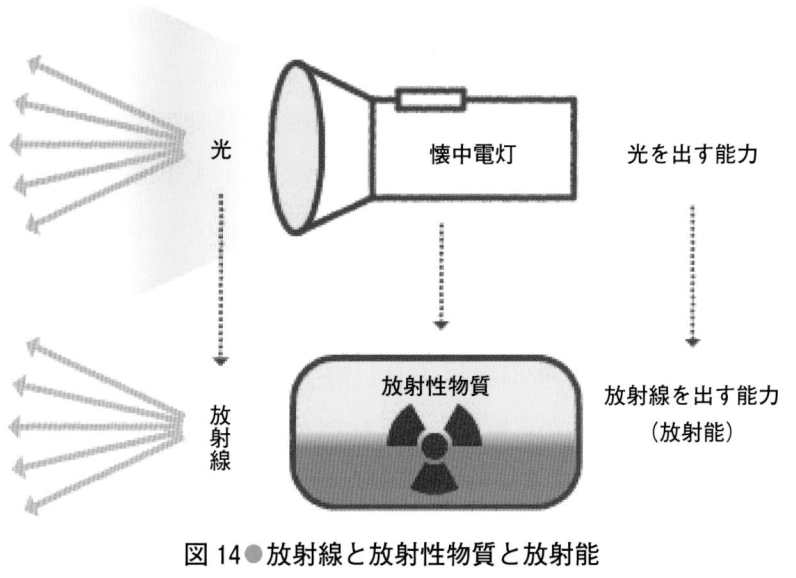

図 14● 放射線と放射性物質と放射能

す物質のうち、臨界反応を起こす可能性のある物質の総称である。ここで臨界とは、中性子を介した核分裂反応が断続的に起こる状態をいう。

　さて、放射線はよく光に例えられるが、**図 14** に示したとおり懐中電灯から出る光が放射線であり、電球が放射性物質、光を出す能力が放射能となる。そして、放射線を出す能力をベクレル（Bq）、放射線のエネルギーをエレクトロンボルト（eV）、人体が放射線を受けるエネルギー量をグレイ（Gy）という単位で表す。これも光に例えることができ、それぞれ、光の量（光束：ルーメン、lm）、光のエネルギー（波長に反比例する：エレクトロンボルト、eV）、光に照らされた面の明るさ（照度：ルクス、lux）に相当する。明るい光は遠くまで照らすことができ、大きなエネルギーをもった光（紫外線＞赤外線）は、人体への影響が大きいが、できるだけ遠く離れてしまえば届く光も少なくなり暗くなる。これが放射線なら、線源の能力が高いものほど、高いエネルギーを出すものほど人体への影響が大きいが、線源から遠くなればその影響は少なくなることに合致する。放射線を浴びた場合、被ばくの影響は放射線の種類やエネルギー、また人体組織の感受性によっても異なる。そこで、人体が受けた放射線による影響の度合いを「シーベルト（Sv）」という単位で表す。

　被ばくの観点から放射線の量は線量という概念で考える。物質や人体の組織に吸収された量は

```
線源（Bq）        Bq（ベクレル、放射能）：放射線を出す能力。1秒あたりの崩壊する原子の数。
（体外・体内）
    ↓  放射線を放出
吸収線量          Gv（グレイ、吸収線量）：物質や人体に吸収された線量。物質1kgあたりに
（Gy）                           吸収されたエネルギー量で、放射線治療で使用。
    ↓  放射線荷重係数
等価線量          Sv（シーベルト）：人体の影響を考慮した線量。
（Sv）
    ↓  組織荷重係数＋加算
実効線量          吸収線量の生物に及ぼす効果を考慮した線量で、被ばく線量を表す。
（Sv）            実効線量＝吸収線量（Gy）×放射線荷重係数×組織荷重係数
```

図 15● 放射線の単位

吸収線量といわれ、これの単位は Gy である。これに放射線荷重係数(放射線の人体への影響の程度を表す係数：γ、β、X 線は 1、中性子線は 5〜20、α 線は 20)を乗じたものを等価線量といい、単位は Sv で表す。さらに、組織・臓器の等価線量に組織荷重係数(感受性は臓器によって異なるためそれを補正する係数)を乗じた線量の総和を実効線量といい、これも単位は Sv である(図 15)。放射線防護の観点からは、この等価線量を評価することが重要であるが、実際にはその測定は難しい。

③　被ばくと汚染(図 16)

　放射線物質(放射線源)から出た「放射線」を身体に浴びることを「被ばく」という。放射性物質が体外にある場合には、身体の外側から被ばくするので「外部被ばく」、放射線物質が体内に入った場合には、身体の内側から被ばくするから「内部被ばく」という。例えば、宇宙や大地から自然放射線を受けたり、X 線撮影などで人工放射線を受けたりすることは、外部被ばくにあたり、飲み物や食べ物、空気の中には自然の放射性物質が含まれているため、これらを摂取したり吸ったりすることで内部被ばくが起こる。われわれが自然から受ける放射線量は、世界平均で 2.4mSv/年である。また人工被ばくとして最も多いものと思われる医療で被ばくする線量は、日本では診断に限ってみると 1 人あたり年間平均で 2.25mSv である(世界平均の 2 倍以上)。一方、「放射性物質」があるべきでない場所に付着することを「汚染」という。汚染には体表に付着する外部汚染と吸入や傷口から放射性物質が入り込む内部汚染がある。現場での除染が必要なのは外部汚染に対してである。全身被覆の防護具の装着はそれ自体では外部被ばくを防ぐことはできず、内部汚染による内部被ばくの防護と外部汚染を広げないことが目的である。

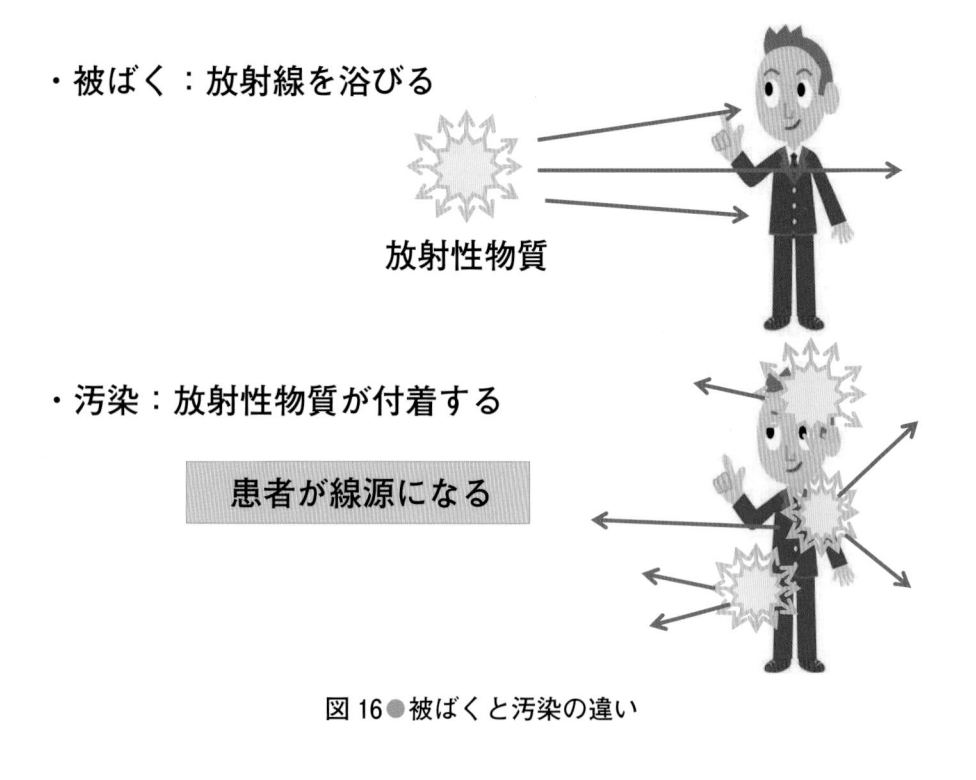

・被ばく：放射線を浴びる

放射性物質

・汚染：放射性物質が付着する

患者が線源になる

図 16 ● 被ばくと汚染の違い

④　放射線の測定

　放射線と物質が相互作用を起こした結果、起こる物理的化学的反応(電離や励起)を利用して、

表6●放射線の測定装置

使用目的	主な測定対象放射線	主な検知器形態	主な検知器
物や人の表面汚染を調べたい	β線	GM 管式サーベイメーター	
空間（場所）の放射線量を知りたい	γ線	低線量：シンチレーション式サーベイメーター	
		高線量：電離箱式サーベイメーター	
活動中にどれくらい被ばくしたかを知りたい	γ線	半導体式ポケット線量計	

間接的に放射線を測定する。すべての種類の放射線を効率的に測定できる器械は存在しない。測定原理に基づいて、測定したい放射線の種類や測定目的を考慮し測定器を選択する（**表6**）。

　現場活動における使用目的は、主に、汚染の検査、現場の安全（空間線量率）、自己の安全（被ばく線量）を知るためである。一般に、汚染の検査は β 線を標的に、空間線量率、個人の線量の測定には γ 線を標的にした測定機器（サーベイメーター）を用いる。なお、α 線、中性子線の測定には特定の機器が必要である。

　汚染の検査には、一般的に GM 管式サーベイメーター（**表6** 参照）が用いられる。これは放射線が GM 管に入ると、封入されたガスを電離させるが、それを計測するものである。つまり、計っているのは放射線の数である。よって、表記は 1 分間に GM 管内に入ってきた放射線の数 cpm （counts per minute）である。主な測定対象は β 線である。放射性物質の種類によって放射線のエネルギーは異なるため、放射線の強さを表示するには核種を特定したうえで換算が必要である。実際の測定には、バックグラウンドの測定、時定数・感度の設定、対象物からの距離、測定のスピードなどコツがあり、修練が必要である。

　ある場所での放射線の量である空間線量率の測定には、一般的にシンチレーション式サーベイメーター（**表6** 参照）が用いられる。放射線の発光作用を利用した測定方法で、発光量はエネルギー量に比例するため、放射線の量を測定できる。測定対象は γ 線である。表記は Sv/hr である。感度が極めて高く、低線量の放射線を感知できるが、上限は 30μSv/hr である。これを超える場合

は、感度は低いものの高線量を測定できる電離箱式サーベイメーター(**表6**参照)を用いる。モニタリングポストにはこの2つのサーベイメーターが設置されていることが多い。

　個人の被ばく線量を計るには、一般に半導体検出器を使用した線量計(**表6**参照)が用いられる。半導体はそのままでは電気を通さないが、放射線が入射すると電離作用により電気が通るようになる。この作用を利用し、放射線の入射を電気信号に変換させ、放射線の量を測定する。表記はSvである。デジタル表示で被ばく線量が直読可能であること、警報機能を付帯できることから、汎用されている。

　放射線の測定時の単位として、cpm、Bq/cm^2、Sv/hr が用いられる。相互に換算は可能であるが、核種の特定や測定条件を考慮する必要がある。cpm は GM 管に入ってきた放射線の数を示したもので、汚染されている部位を見つけ出す単位である。そして、この値からどのくらいの密度で汚染されているか(Bq/cm^2)、またどの程度人体に影響があるのか(Sv/hr)を知るためには、測定器の効率(管に入ってこない放射線もたくさんある)、管の窓の面積、汚染場所からの距離、核種に依存する放射線のエネルギーなどを知る必要がある。あくまで概算であるが、通常の汚染検査を行い、10,000～13,000cpm のカウントがなされれば、40Bq/cm^{2}の汚染(放射線管理区域となる値)があると考えられる。非緊急時の除染の基準である 13,000cpm は、放射性ヨウ素 131 の表面汚染密度で 40Bq/cm^{2}相当であり、これは甲状腺等価線量が安定ヨウ素剤予防服用の指標であった 100mSv に達する環境において、幼児の体表面に沈着すると考えられる放射性ヨウ素 131 の表面汚染密度である。福島での事故の際に引き上げられた除染基準 100,000cpm は皮膚の急性障害防止を目的として IAEA マニュアルに示された、皮膚から 10cm 地点での空間線量率 1μSv/hr に相当する。現在の**緊急時除染の基準は 40,000cpm、120Bq/cm^2**であり、汚染拡大防止スクリーニングの基準とされている。

5　放射線の人体影響(図17)

　放射線を人体に受けると遺伝子(DNA)が傷つき、障害を発生させる恐れがある。これは、放射線が直接 DNA を切断、もしくは放射線により体内の水が電離してできたラジカルが DNA を切断するからである。この DNA の損傷は、酸素や紫外線、化学物質などでも起こるが、DNA には修復能力があるので、完全に修復されればなんの問題もない。ところが修復にミスがあるとがんや遺伝的影響の原因になる。一方で、DNA を修復できなかった場合、その細胞は死滅する(細胞死)。細胞死が一部であれば、障害を受けなかった正常細胞が増殖し機能回復する。しかし、大量の被ばくを受け大量の細胞死が起こった場合、急性障害を引き起こし臓器が機能不全に陥り、障害が生命維持に重要な臓器の場合は死亡する場合もある。

　短期間に大量の放射線を身体に受けた場合、症状の多くは被ばくして遅くとも2～3ヵ月以内に発症する。これを急性障害といい、放射線被ばくとの因果関係が明瞭で、組織・臓器を構成している細胞の死によって引き起こされる。一定線量(閾値)の被ばくをすれば、誰でも必ず発症するので「確定的影響」といわれる。一方、晩発性障害は、放射線に被ばくし急性障害から回復した後、あるいは比較的低線量(少ない線量)の放射線を受けた後、長期間の潜伏期(数年～数十年)を経て発症するものである。放射線被ばくとの因果関係は少人数では不明瞭で、同様に被ばくした大人数の統計調査(疫学調査)によって明らかになる。白血病・がん・白内障が代表的な症状である。被ば

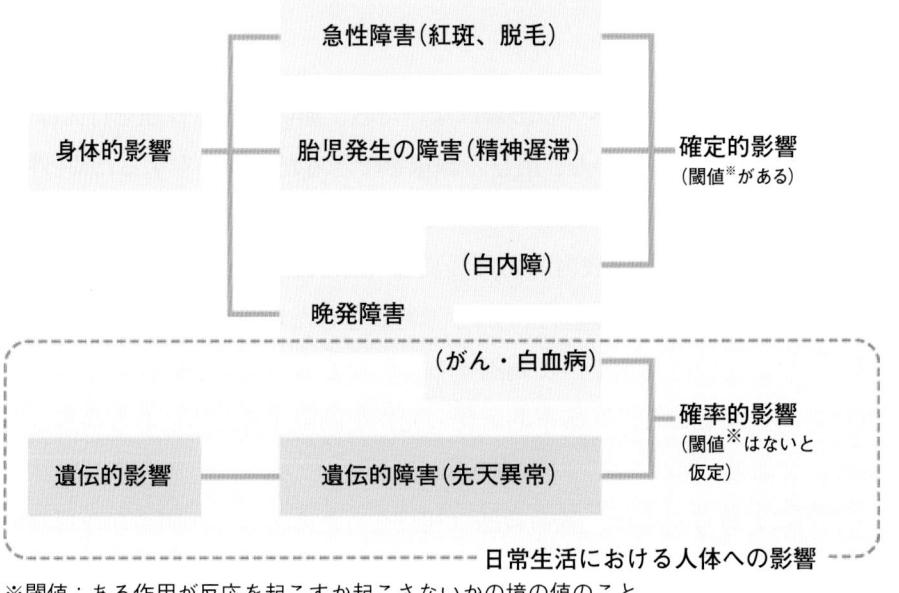

※閾値：ある作用が反応を起こすか起こさないかの境の値のこと

図 17●放射線の人体影響

放射線の人体影響は、細胞 DNA の損傷によって引き起こされ、身体的影響と遺伝的影響、急性障害と晩発障害、確定的影響と確率的影響などに分類される。

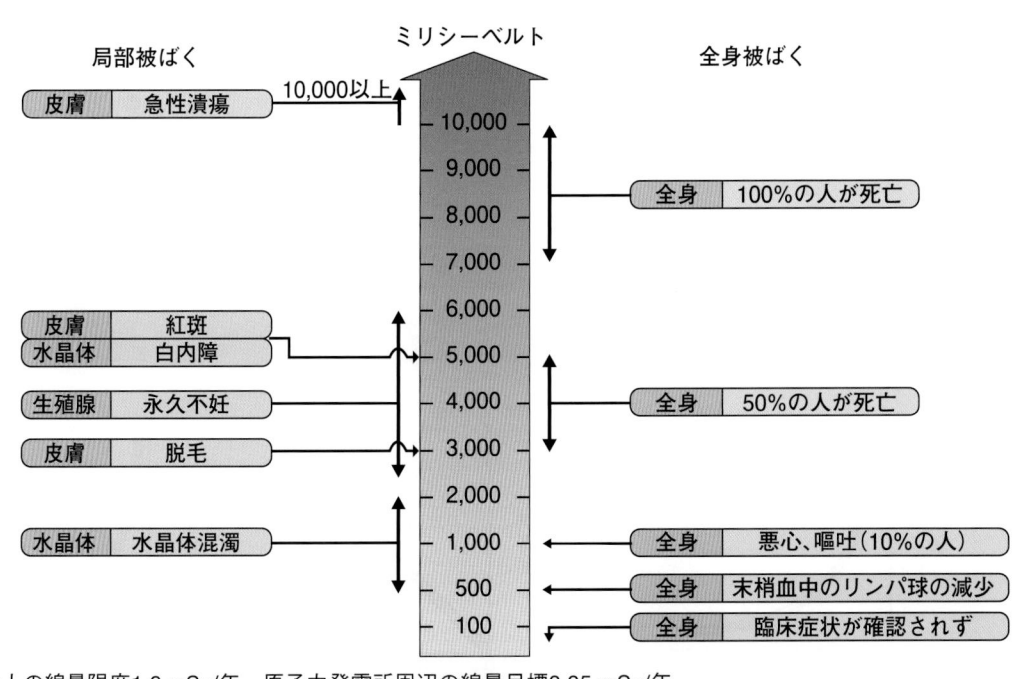

（注）一般の人の線量限度1.0 mSv/年、原子力発電所周辺の線量目標0.05 mSv/年

図 18●人体影響を引き起こす被ばく線量

局所の被ばくでは、臓器により障害が起こる閾値が異なる（臓器感受性の差）、また、全身被ばくでみると、個体差もあるので症状を引き起こす線量に幅がある。

（「原子力・エネルギー」図面集 2015 による）

くしても必ずしも発症しないが、発症率が被ばく線量とともに増加するので「確率的影響」（白内障を除く）といわれる。

確定的影響も確率的影響も、放射線感受性には大きな個人差（含む臓器差）があることも知られている（**図 18**）。なお、確定的影響は被ばく線量を下げれば障害を防止でき、確率的影響は線量を下げると障害を発生する確率を下げることができる。

⑥ 放射線防護

　軽度の被ばくでは、ほとんど人体への影響はないため、適切な線量管理を行えば、N/R 災害現場における活動は可能である。しかし、浴びる線量をできるだけ少なくするため（外部被ばくの低減）、また放射線物質の体内への侵入を防ぐため（内部被ばくの低減）、さらには汚染を広げないため放射線防護は重要である。国際放射線防護委員会（International Commission on Radiological Protection；ICRP）が示す放射線防護の目的は、①利益をもたらすことが明らかな行為が放射線被ばくを伴う場合には、その行為を不当に制限することなく人の安全を確保すること、②個人の確定的影響の発生を防止すること、③確率的影響の発生を制限するためにあらゆる合理的な手段を確実にとること、である。

　N/R テロ・災害における対応は、救命救助は利益をもたらすことが明らかな行為であり、その活動は正当化される。しかしながら、被ばく線量を下げるために、最大限の努力を行い、個人被ばく線量に制限をかける必要がある。そのためにはまず、**外部被ばくを低減させるための3原則（図19）**、遮蔽、距離、時間に則り、**空間線量率の測定**、アラーム機能をもった**個人線量計の装着下**で活動を行う。また、災害現場において内部被ばくは多くが気道から入るため、吸入しない対策、特に**粉じん吸入の予防**が重要である。

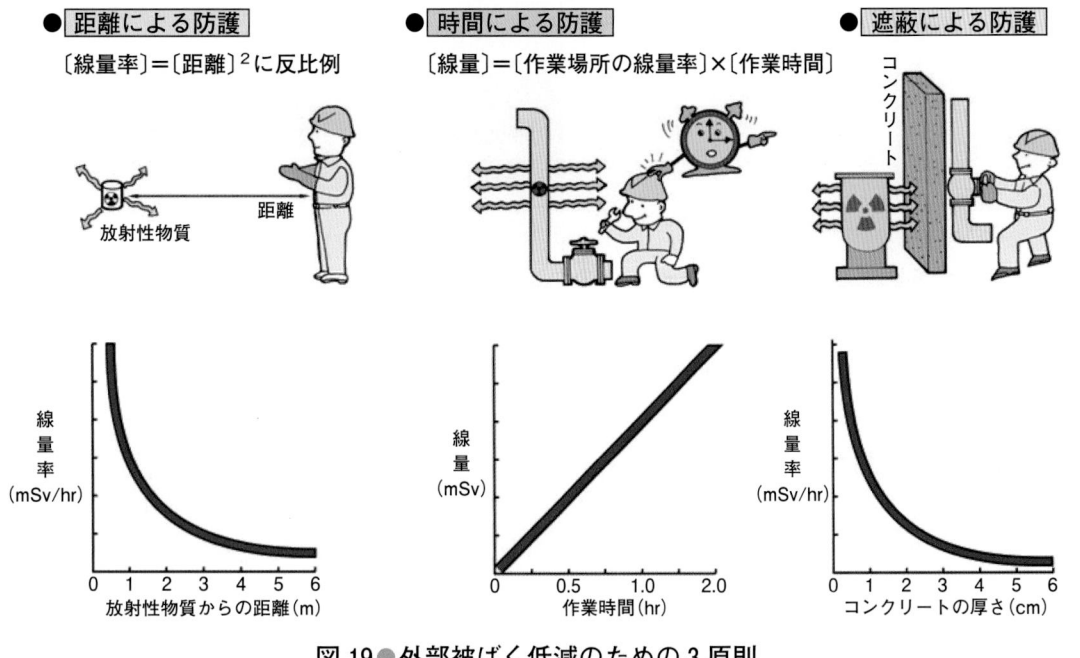

図 19●外部被ばく低減のための3原則

③ 放射線災害への対応

　放射線（N/R）テロは、化学（C）テロや生物（B）テロに比して次の特徴がある。第一に、レベルAの防護具を装着しても、γ線や中性子線は貫き被ばくすること。つまり、完全な防護はあり得ないこと。第二に、その一方で、測定装置が確立されており、十分な知識のもと管理を行えば、的確な活動が可能であること。さらに、Nテロを除けば、Rテロの目的は、放射線のみで人命を奪うもので

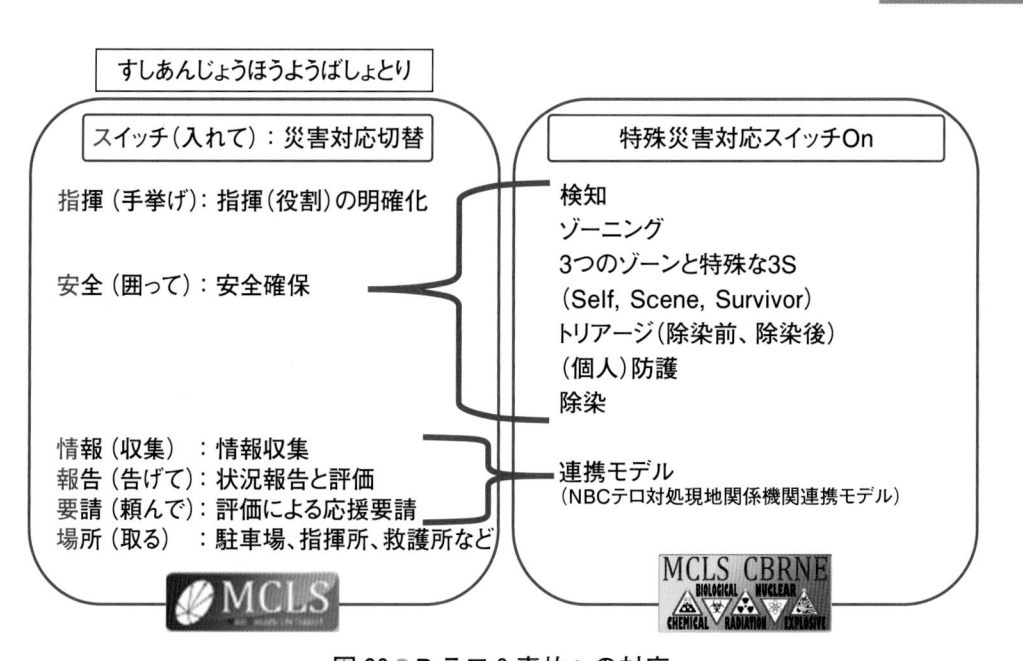

図20●Rテロ＆事故への対応

はなく、パニックを引き起こすことであることなどの特徴がある。よって、放射線災害への対応の原則は、的確な線量管理防護体制のもと二次災害を予防しつつ、人命優先（救助・医療）のための活動を心がけることである。これを踏まえて、ここではRテロ＆事故への対応を、「すしあんじょうほうようばしょとり」に基づき解説する（図20）。

❶ スイッチ＆こりゃ変だ（事象の認知）

事象が明らかなNテロに比べると、Rテロは輸送車両や核施設などにおける攻撃や事故を除けば、事象から認知することは難しい。しかし、爆弾テロや爆発事故の場合、放射線災害を念頭におき、発災当初から検知体制をとれば、検知できるRテロ＆事故の認知は容易である。ただし、高線量を発する線源の放置テロの認識はかなり困難である。

❷ 指　揮

Rテロ＆事故が認知されれば、通常の指揮体制に加え、「NBCテロその他大量殺傷型テロ対処現地関係機関連携モデル」に準じ現地調整所を速やかに設置し、関係機関との情報交換を密に、特に放射線防護などの知識に長けた専門家の支援を受けるべきである。また、放射線の検知により、パニックに陥らないためにも、指揮官は基礎的な放射線の知識をもつ必要がある。

❸ 安全（検知、ゾーニング、3S＆個人防護、除染、トリアージ）

放射線は測定し定量化できることが最大の特徴である。この特徴を生かし、空間線量率の測定や、個人線量計の装着により線量管理を行い、放射線防護の3原則に従い外部被ばくをできる限り低減するとともに、レベルC以上の防護具を装着し内部被ばくの防止と、汚染の拡大を防ぐ。なお、急性放射線障害を引き起こすような高線量被ばくが起こる状況は、核爆発や臨界事故などに限られる。高線量の線源を放置するようなテロを除けば多くのRテロ＆事故では人体への被害が起こることは考えにくい。

a．検知

　化学剤・生物剤に比べ、放射線は最も検知可能なものである。放射線災害もしくは爆発テロなどでは、放射線測定のための(隊を含む)資機材の調達を急ぐ。放射線は五感による検知は不可能であるが、放射線と物資の相互作用である電離、蛍光、写真作用などを利用し間接的にではあるが、定量的に測定が可能である。しかし、すべての放射線を一度に測定できる万能な測定器はないため、何を測定するのかを考え、それに適した測定器を用いる必要がある。放射線測定器は、ピアノの調律と同じで、最初の性能を維持するためには基準に基づいた的確で定期的な点検・校正が必要である。なお、測定にはある程度の知識と訓練が必要であり、日頃から慣れ親しむ必要がある。

❶空間線量率の検知

　空間線量率とは対象とする空間の単位時間あたりの放射線量を指し、活動場所の放射線量である。つまり本来は物理量であるが、一般に認識されているのは周辺線量当量、つまり実用量(実用的な値、実際に測れる値)である。一般に用いられる測定装置はγ線を主に測定するNaIシンチレーションサーベイメーターである。しかし測定限界は$30\,\mu$Sv/hrなので、これより高値の場合は電離箱式サーベイメーターを用いる。なお、Nテロや原子力発電所事故などで中性子線の測定が必要な場合は、専用の測定器が必要である(しかし、現実には常備されていないことが多い)。

❷表面汚染の検知

　傷病者や使用した資機材の汚染の測定のためには、GMサーベイメーターを用いる。主にβ線を測定する。α核種の汚染測定にはZnSサーベイメーターが必要である。

❸個人積算線量測定

　放射線防護の観点からも、活動する人が一定期間内に受ける被ばく線量を測定することは重要である。このために適している測定器はデジタル式個人線量計である。被ばく線量が一定値を超えるとアラームが鳴る機種が望ましい。なお、医療関係者など放射線作業に従事する人が身に着けているフィルムバッジは、一定期間の被ばく線量を測定する装置であるが、その場で数値を確認できないために現場活動中の安全を確保するには適していない。

b．ゾーニング

　ほかのCBRNE災害・テロと同様に3つのゾーン(**図21**)に分けるが、放射線は測定可能であるものの、初動で、明確な区切りを付けることは難しい。つまり、完璧なゾーニングは多くの場合望めない。また、爆発により放射性物質が拡散された場合やNテロにおけるフォールアウトでは、よりゾーニングの困難性が増す。よってゾーニングにいたずらに時間をかけ、救助救命処置が遅れるような事態は避けるべきである。

　放射線災害・テロにおける初動時のゾーニングに関して、消防庁から**表7**に示すような基準が示されている。ここでは、現場到着後、空間線量計を用い初めに進入統制ラインを設定し、次に、3つのゾーンを設定することになっている。ホットゾーンの設定は概ね$0.1\,$mSv/hr以上の放射線が検出される区域と示している。原子力安全技術センターが主催する「総合核テロ対策技術委員会」では、放射線防護の観点からゾーニングの考え方を示している。なお、爆発現場などで重症傷病者(外傷など)がいる場合には、**ゾーニングにばかり気をとられずに(現場全体のゾーニングではなく、許容できる安全地域を探すゾーニングが必要)、適切な防護服を着用し個人線量計を付けて**

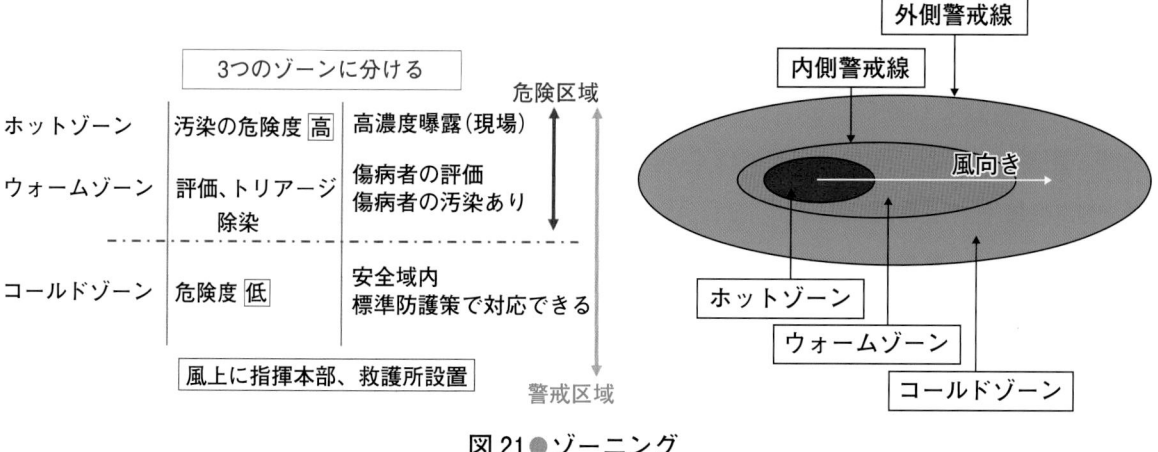

図21●ゾーニング

表7●消防庁の示すR/N災害隊の初動におけるゾーニング

		目　的	設定の基準	留意点
進入統制ライン		放射線危険区域および準危険区域が設定されるまでの間の不要な被ばくと汚染拡大の防止	空間線量率の測定値が、バックグラウンドレベルと同程度であり、かつ、周囲状況や関係者情報から現場指揮者がそれ以上進入することが危険であると判断した位置に設定	・出動途上に空間線量率が上昇した場合は後退して設定 ・警戒テープや標識で表示 ・除染区域などを設定することを考慮 ・防護措置を行っている者のみ進入可 ・汚染検査などを行った者のみ退出可
消防警戒区域	（コールドゾーン）	・消防活動エリアの確保 ・住民等の安全確保	・放射線のレベル、放射性物質の汚染に関する施設関係者または専門家の意見を考慮し設定 ・進入統制ラインの外側に設定 ※輸送事故の場合は暫定的に輸送物から100mの範囲	・原則、検出活動の結果を待つことなく、十分広い区域を設定 ・標識などにより範囲を明示 ・区域が事業所境界を越える場合、市町村と連携して周辺住民の迅速な避難・退避を実施
準危険区域	（ウォームゾーン）	・汚染検査および除染を行う範囲の確保	・関係者の情報を得て協議のうえ設定 ・現場に関係者がいない場合、汚染範囲（除染区域を含む）を管理できる位置に設定	・準危険区域外へ汚染を拡大させない ・除染の際は、汚染、負傷の程度などを勘案しトリアージを実施 ・汚染物は容器や袋に収納
放射線危険区域	（ホットゾーン）	・不要な被ばくと汚染拡大の防止	・関係者の情報を得て協議のうえ設定 ・関係者がいない場合、以下の条件を考慮し設定 ①0.1mSv/hr以上の放射線が検出される区域 ②火災など発生時に放射性物質の飛散が認められ、または予想される区域 ③煙、流水などで汚染が認められ、または予想される区域	・後刻に範囲が拡大されないよう、汚染の恐れを考慮して広く設定 ・ロープおよび標識等により範囲を明示 ・区域が事業所境界を越える場合、市町村と連携して周辺住民の迅速な避難・退避を実施

（出展：RI 119. 消防職員のための放射性物質事故対応の基礎知識―総務省消防庁による）

救助救命処置に向かう必要があることを忘れてはならない。また、ほとんどの場合、汚染傷病者から健康被害を生じるような二次被ばくを被ることは考えにくい。

c．3S＆個人防護

放射線災害・テロでは、これまで述べてきたように、γ線・中性子線の防護はたとえレベルAの防護具を装着しても防ぐことはできない。よって、外部被ばく低減のために、防護の3原則（遮蔽・時間・距離）に則り、的確な内部被ばくの防止（吸入の防止：気道防護）を行いつつ、的確な線量管理（空間線量率測定＆個人線量計）を行う。また、傷病者に対しても同様の配慮（気道防護・除染）を行うべきである（**表8**）。

表8●現場活動における検知と3S

・気道防護・個人線量計＝救助者の安全（Self）
・空間線量測定　　　　＝場の安全　　　（Scene）
・気道防護・除染活動　＝傷病者の安全（Survivor）

消防庁が示す個人線量計のアラーム値を**表9**に示す。しかし、いかなる場合においても、単に線量拘束値や線量限度を超えることを避けるだけで十分ということはなく、消防隊は、被ばく量が合理的に実行できる限り低くなるよう積極的な方法を取らなくてはならない。線量限度は望まれるものではなく、防衛のための最後の線である。

表9●消防庁が示す被ばく線量限度

区　分	被ばく線量限度	個人警報線量計の警報設定値
通常の消防活動	10 mSv	10 mSv 以下で設定
人命救助などの緊急時活動	100 mSv	30～50 mSv の範囲で設定
繰り返し活動を行う場合	決められた5年間の線量が100 mSv ※ただし任意の1年に50 mSvを超えるべきでない	左記の条件を確実に満たすよう設定

諸外国に比べると低い値が示されている。IAEAの勧告では人命救助活動の場合：1,000 mSv、重篤な健康影響・障害の防止のための活動および壊滅的状況への発展を防止するための活動の場合：500 mSv、大規模な集団被ばくの回避のための活動の場合：50 mSv である。

d．除染・トリアージ

放射線災害・テロにおいて、除染は乾的除染（脱衣と拭き取り）で十分である場合が多い。また、放射性物質に汚染された水の処理はかなり大変である。この観点からも汚染物をできる限り固形化する意義がある。原子力災害対策の基本的考え方から国際原子力機関（International Atomic Energy Agency；IAEA）の示す防護処置実施基準（Operational Intervention Level；OIL）をもとにわが国の原子力災害対策指針に示される除染の実施基準は、事故発生直後で 40,000 cpm である。なお、OIL には**表10**に示した如く避難の基準も含まれている。

爆発テロにおいて発生した重症外傷傷病者に対しては、除染よりも救命処置を優先すべきである。この場合、汚染された傷病者からの救助者・医療者への被ばくは健康障害を起こすレベルにはならないと考えられる。1例を挙げれば、セシウム137による汚染傷病者診療時に、GMサーベイメーター測定値が、40,000 cpm（原子力事故直後に除染を要する値）を示したとする。この場合、

表面汚染密度として約 120 Bq/cm² と換算される。例えば手掌が汚染され、その汚染面積を 100 cm² とすると、皮膚表面から 10 cm の位置での空間線量率の理論値は約 0.1 μSv/hr となる（詳しい計算方法は煩雑であるためここでは省く）。仮に汚染面積を 10 倍にしても 0.5 μSv/hr 以下であり、体表面汚染傷病者からの医療者の二次被ばくは軽微である。トリアージで放射線が検出された場合の手順を図 22 に、汚染対策を図 23 に示す。

表 10 ● IAEA の示す防護処置実施基準（OIL）

基準名	基準の概要	初期設定地	防護措置の概要
OIL 1	避難基準	500 μSv/hr（地上 1 m で測定）	区域を特定し避難
OIL 2	一時移転基準	20 μSv/hr（地上 1 m で測定）	1 週間内をめどに一時移転
OIL 4	除染基準	β線 40,000 cpm（事故発生直後） β線 13,000 cpm（事故 1 ヵ月後）	避難者等を スクリーニング・除染

OIL 3、OIL 5、OIL 6 は飲食物摂取制限に係る基準であり割愛する。

（出展：原子力防災指針 原子力規制委員会（平成 27 年 8 月 26 日全面改定）を一部改変）

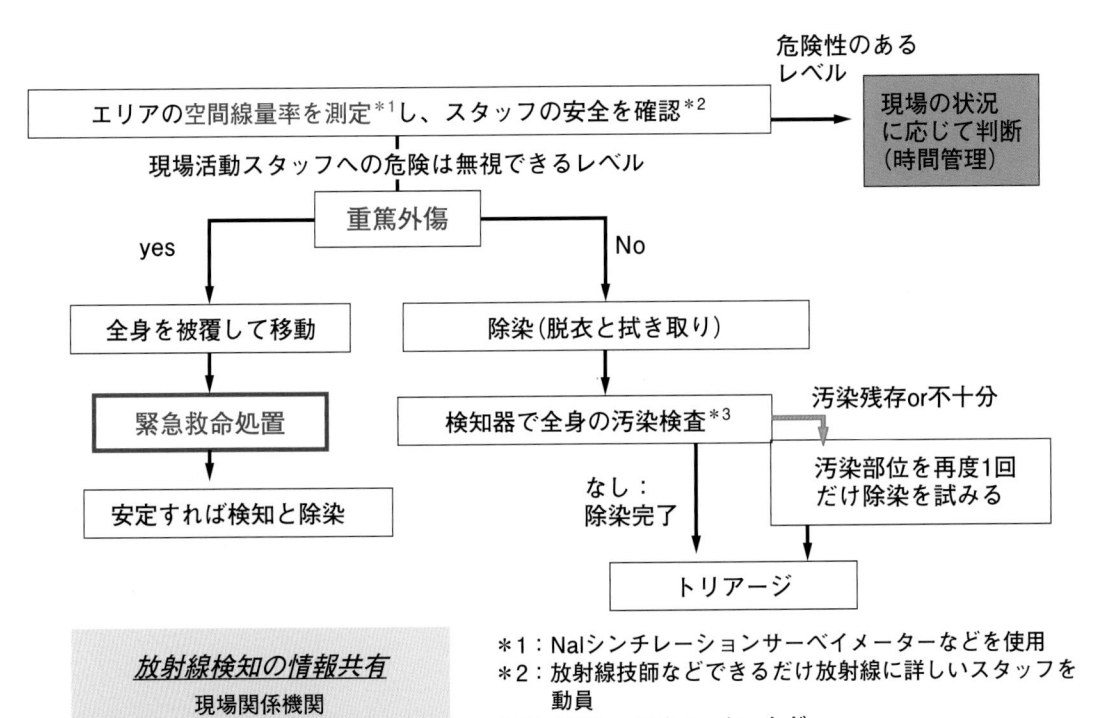

*1：NaI シンチレーションサーベイメーターなどを使用
*2：放射線技師などできるだけ放射線に詳しいスタッフを動員
*3：GM サーベイメーターなど

図 22 ● トリアージで放射線が検出された場合の手順

・重症（赤）
　※緊急救命処置時
　➡ 拭き取り、被覆にとどめたり、養生で対応
・中等症（黄）、軽症（緑）
　➡ 脱衣、露出部拭き取り
　➡ 除去困難なことも
　➡ 衣類はビニール袋に入れて汚染拡大を防ぐ

　除染後可能なら放射線サーベイし、高度の汚染が残っていれば再度除染

　※災害時の対応方法は、被災者数や対応能力によって現実的な数値・方法となる
　基準値・除染方法（乾的/水）も、災害状況・専門家の意見をもとに決定される

図 23 ● 放射線汚染拡大防止処置

e. 情報・報告

情報収集が重要であることは、一般災害同様、いやそれ以上に重要である。多方面から情報収集し分析して原因を追求するためにも、より早期に医療機関や行政機関とも連携を図る必要がある。検知などで得られた情報は素早く共有(受け取るばかりではなく、伝えることも重要)すべきであり、平時からの情報共有訓練は重要である。

f. 要請

放射線災害対応のキーは、放射線防護に基づいた検知とゾーニングが早期に的確に行われるかである。そのためにも、特殊部隊および放射線防護などその道の専門家への協力依頼を早期に行うべきであり、そのための平時の体制づくりが重要である。

g. 場所取り

指揮所や傷病者集積場所、救護所などのほかにCBRNE災害・テロでは除染の設備が新たに必要になる。ゾーンの概念に従い場所取りを行う。**図24**は原子力安全技術センターが主催する「総合核テロ対策技術委員会」が示す放射線防護の観点から、場所取りをイメージしたものである。

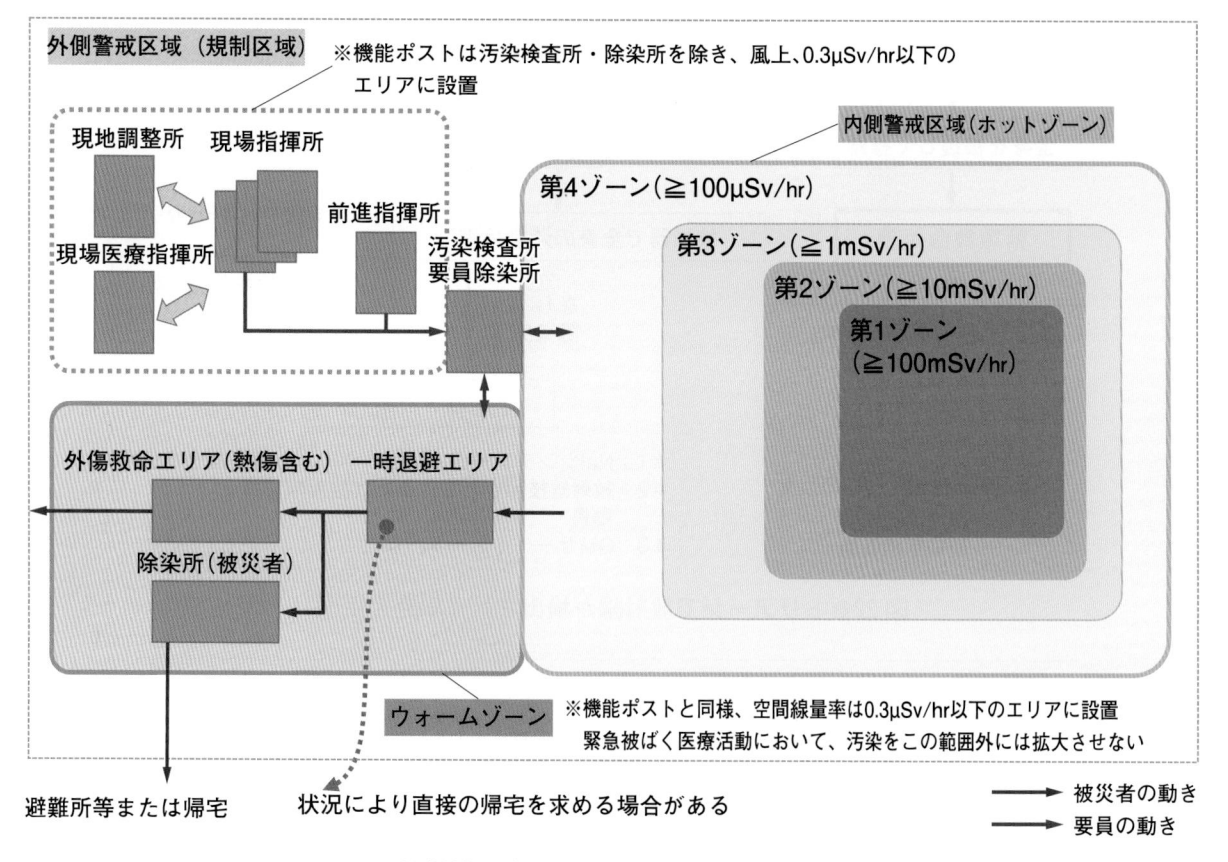

図24●放射線防護の観点による場所取りのイメージ
(原子力安全技術センター主催：総合核テロ対策技術委員会による)

4 まとめ

　Ｒテロ・事故対応の概要を「すしあんじょうほうようばしょとり」に基づき解説した。適切な対応を行うためには、基本的な放射線の知識を身につけ、放射線を正しく恐れることが重要である。

（島田二郎）

1 爆発の特性

　爆発(E)は労働災害や身近な場面での事故をはじめ、さまざま状況下で起こりうる(**表11**)。特に工場や工事現場などでの爆発事故、テロリズムなど人為的な爆発に際して、多数傷病者発生の可能性が考えられる。本邦においては、古くは炭鉱事故やガス爆発などが爆発事故の代表例であったが、近年においても死亡例を伴う爆発事故は生起している(**表12**)。また、国際的なテロリズムの脅威も顕著化しており、さまざまな場面で爆弾事件が発生している(**表13**)。

　爆発によって人体に生じた損傷を総称して爆傷という。爆傷は、頭頸部外傷、顔面外傷、熱傷、

表11●本邦における爆発事故の例

- ・化学工場での爆発により、熱傷
- ・冷却スプレーの引火爆発により、熱傷
- ・玩具用の火薬で工作中の爆発により、指切断
- ・調理用ガスボンベの爆発により、胸上部、左下顎部に深い裂傷
- ・コンクリートの水蒸気爆発により、足底部に熱傷
- ・配管撤去作業中の爆発事故により、熱傷と鉄粉の埋入
- ・高圧ボンベが爆発し、分断されたボンベ片が胸腹部を貫通
- ・造船中、船内作業中の爆発で死亡
- ・消火器の爆発により顔面外傷

表12●本邦における死亡事案を伴う爆発事故(2007年以降)

2007年6月	渋谷温泉施設爆発事故　3名死亡、3名重傷
2012年9月	兵庫県・姫路市の日本触媒姫路製造所爆発火災　1名死亡(殉職) 20名以上が負傷
2012年5月	新潟県魚沼市　八箇峠トンネル爆発事故　4名死亡、3名負傷
2012年4月	三井化学岩国大竹工場製造施設爆発火災　1名死亡、21名負傷
2013年8月	福知山花火大会露店爆発事故　3名死亡、56名負傷
2014年1月9日	三菱マテリアル四日市工場爆発　5名死亡、12名重軽傷
2014年5月29日	兵庫県姫路沖合船舶爆発事故　1名死亡、4名重傷
2014年11月	新潟県新潟市　住宅爆発　1名死亡
2015年4月	群馬県伊勢崎市　県営住宅ガス爆発事故　2名死亡
2016年1月	埼玉県本庄市　メッキ工場爆発事故　2名死亡
2017年4月	北海道旭川市　鉄工所爆発事故　1名死亡
2017年12月	静岡県富士市　インク原料工場爆発事故　2名死亡
2018年6月	静岡県浜松市　花火工場爆発事故　2名死亡
2018年7月	福井県勝山市　金属加工工場爆発事故　1名死亡
2018年8月	茨城県桜川市　採石工場爆発事故　1名死亡認定
2019年7月	大阪府高槻市　産業廃棄物収集運搬会社爆発事故　3名死亡、1名負傷

表 13 ● 特徴的な爆弾事件

三菱重工本社ビル爆破 （1974 年 8 月 30 日）	死者 8 名、負傷者 376 名 日本で複数の死亡者が発生した唯一の事件。破壊力の大きな爆弾が使用されたことと、爆破予告から爆破までの時間が短く、避難などの対策が有効にとれなかったことから、被害が拡大した。
バリ島爆破 （2002 年 10 月 2 日）	死者 202 名、負傷者 209 名 夜の 23 時頃、繁華街の路上で自動車が爆発し、遊興施設で大きな被害が生じた。日本人 2 名を含む、多くの外国人観光客が犠牲となった。いわゆる「ソフトターゲット」を狙ったテロの典型。
マドリード列車爆破 （2004 年 3 月 11 日）	死者 191 名、負傷者 2,000 名以上 朝の通勤ラッシュ時に、マドリード駅周辺に集中する複数の列車で、計 10 回の爆発が短時間のうちに連続して起こった。公共交通機関を標的としたテロとしては最大。
ボストンマラソン爆破 （2013 年 4 月 15 日）	死者 3 名、負傷者 282 名 多くのランナーが通過する時刻に合わせ、ゴール付近で 2 回の爆発が起こった。爆発物は圧力釜を用いた即席爆弾（IED）で、釘やベアリング球を詰めることで、殺傷力を高めていた。

眼球損傷、鼓膜損傷、四肢骨折・切断、体幹部の鋭的・鈍的損傷など、さまざまな形態をとるが、爆圧・爆風による損傷として、空気を含む臓器、鼓膜、肺、腸管などの損傷が特徴的である。

2　爆発のメカニズム

　爆発とは、気体の急激な膨張である。物理・化学的な反応の結果として起こり、可燃性ガスや粉じん、火薬への引火などが原因となる。急激に膨張した気体は、毎秒数千メートルにも達する速度で押し出され、周囲の空気を圧縮して衝撃波を生じる。衝撃波の影響は爆発点からの距離に反比例して減衰するが、閉鎖空間の中ではその影響が増大する。爆発に伴って、熱や化学物質（時に放射性物質）が放出され、さらには爆発物の破片や周囲の瓦礫などが高速度で飛翔する。爆発は、人体に影響するさまざまな要素を併せ持った極めて複雑な受傷機転となりうる。

3　爆発により生じる損傷

　爆傷は古典的に 4 つに分類される。（図 25）

1　一次爆傷：爆発の衝撃により生じる損傷

　爆発による衝撃波による人体への影響は、空気を含んだ臓器でより顕著に現れる。比較的小さいエネルギーでも起こりうるのが鼓膜の損傷であり、爆発に曝露された傷病者において、第一に鑑別すべき損傷である。ほかに肺、腸管などの損傷が典型例である。眼球の損傷もみられる。また近年、衝撃波に曝露された後に、外表からの頭部外傷は明らかでないにもかかわらず、記憶障害や集中力低下といった高次脳機能障害や心的外傷後ストレス障害（post traumatic stress disorder；

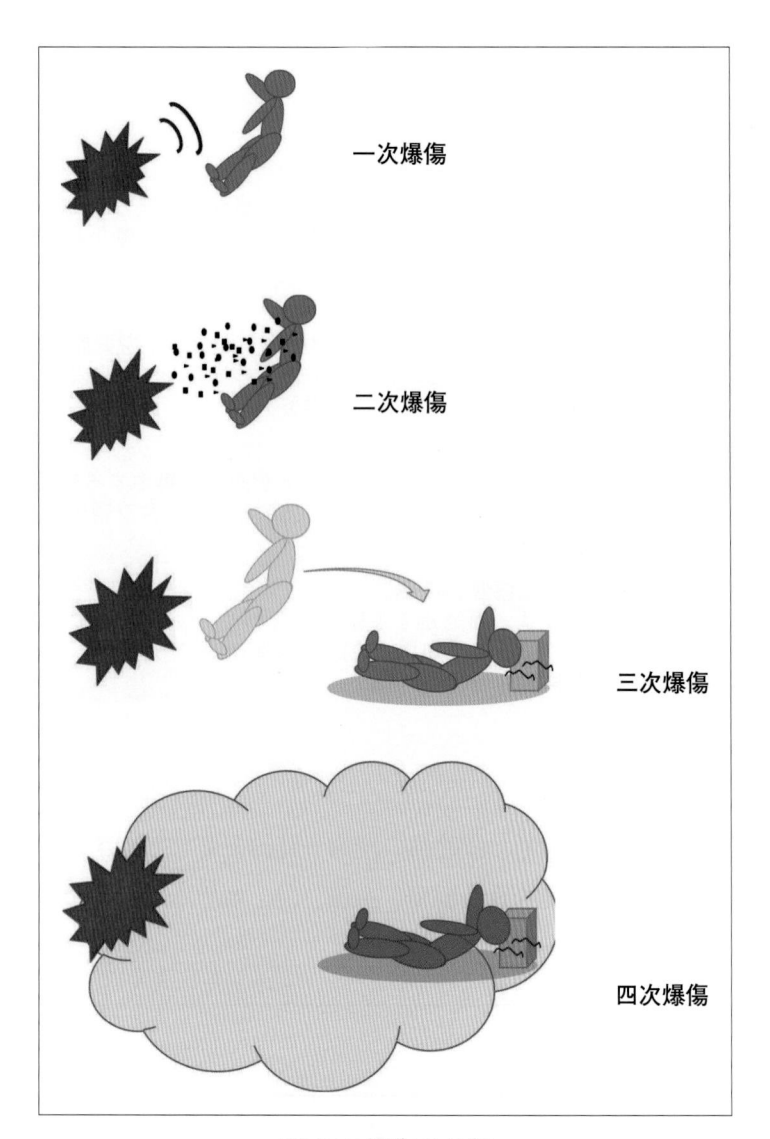

図 25 ● 爆傷の分類

PTSD）などを呈する症例が、イラク・アフガニスタン戦争の帰還兵で多くみられたことから、軽症頭部爆傷として、その病態が注目されている。

a．鼓膜損傷

5 psi（345KBa＝34.5 KPa）の圧変化で生じるといわれている。耳痛、耳鳴、めまい、聴力低下などを呈する。鼓膜損傷のほか、衝撃が大きい場合、耳小骨脱臼や骨折をきたすこともある。以前は鼓膜損傷がなければ一次爆傷の影響はないと判断できるといわれていたが、近年、鼓膜損傷がないにもかかわらず、爆傷肺など、ほかの一次爆傷をきたす例が報告されており、鼓膜損傷は必ずしも一次爆傷の有無を判断する指標とはなり得ないと考えられている。

b．爆傷肺

衝撃波による肺胞の損傷であり、肺水腫から呼吸不全をきたす病態として重要視されている。40 psi（2.8MBa＝280 KPa）の圧変化で生じるといわれている。血気胸、縦隔気腫のほか、空気塞栓をきたすこともある。受傷直後から症状を呈することが一般的であるが、受傷 48 時間以降に遅発性に出現することもある。呼吸数増加、呼吸困難、血痰、喀血、胸痛、皮下気腫、呼吸音の異常、酸素飽和度の低下などの所見に留意する。

┌─【コラム】個体を介した衝撃波の影響──────────────────┐

　爆発点と人体の間に遮蔽物がある場合、通常衝撃波は遮蔽物により減衰する。しかし、遮蔽物と人体が接触している場合には、衝撃波が形を変えて伝わり人体に影響を及ぼす。

　例えば、車両の下で爆破が起こった場合、その衝撃は車体を介して直接人体に伝達され、骨折などをきたしうる（図26）。

　また、防弾ベストを装着している場合に、それを介して人体に伝わる衝撃波は、その材質と構造により、時に防弾ベストを装着していない場合に比べて人体への影響が増大することがある。防弾ベストの構造上、衝撃波の影響を減衰させることと、破片や弾丸などの飛翔物に対する防弾性を高めることは、一般的に相反する要素であるため、双方に効果のある防弾ベストの開発に、関係者は尽力している。

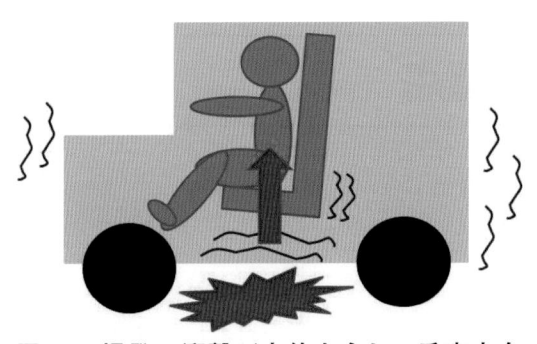

図26●爆発の衝撃が車体を介し、垂直方向
のエネルギーとして人体に加わる

└──────────────────────────────────┘

❷　二次爆傷：飛翔物により生じる損傷

　爆発の衝撃により高速度で飛翔した爆破物の破片や、周囲の瓦礫などが人体に鋭的/鈍的損傷をきたす。その速度は小銃弾より速く、一撃で致命傷となり得る。

　近年の紛争やテロリズムで多用されている即席爆弾（Improvised Explosive Devices；IED）では、二次爆傷による殺傷能力を高める目的で、釘やベアリング球などの金属片が爆弾内部に充填されていることがある。

❸　三次爆傷：爆発により吹き飛ばされた結果により生じる損傷

　人体が爆発の衝撃や爆風で吹き飛ばされ、地面やほかの物体に打ちつけられることにより、さまざまな鈍的外傷をきたす。頭部外傷、脊椎/脊髄損傷、胸腹部骨盤外傷、四肢の骨折など、歩行者が車にはね飛ばされた交通事故と、なんら変わりない。

❹　四次爆傷：一〜三次爆傷以外の爆発に関連した損傷

　熱傷、瓦礫による圧挫、煙や粉塵による呼吸器症状、有毒ガス、放射線などの影響に加え、爆発への遭遇という急激な環境変化を契機に発症した急性冠症候群や高血圧症も四次爆傷として扱うことがある。

┌─ 【コラム】至近距離での爆発 (図27) ─────────────

至近距離での爆発では、衝撃波が直接人体を損傷し、高度の
挫滅と組織の欠損、異物の混入と熱傷をきたす。四肢に多く、
対人地雷による下肢の切断は典型例といえる。損傷や異物は内
部まで到達している可能性があり、四肢爆傷による切断では、
一般に見た目の断端より近位まで損傷が及んでいることが多
い。現場では確実な止血処置が生死を分かつ。

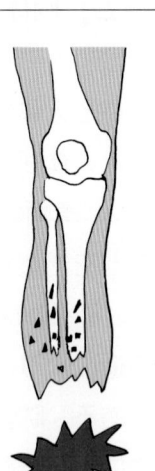

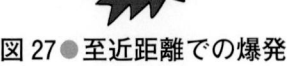
図27●至近距離での爆発

4 爆傷対応の留意点

■ 救護者の安全

爆発現場での活動にあたっては、救護者の安全に十分に留意し、必要な装備を装着したうえで、現場の安全管理を指揮する者の統制下で活動しなければならない。

a．連続した爆発

爆発の原因物質が残存している可能性、ほかの引火物が存在する可能性を考慮し、2回目、3回目の連続した爆発が生起しないか注意を払う。テロリズムにおいては、意図的に時間差で複数回の爆発を生起させることがある (Secondary Device) ので、連続した爆発が「あるもの」として行動する。

b．火災

爆発に引き続いた火災、延焼に注意を払う。周囲の可燃物、風向きが、行動範囲、近接経路を判断する参考となる。

c．建物倒壊など

爆発に伴って、建物の崩壊や、落下物が生じる。自分のいる場所や入ろうとしている場所が安全か、十分に注意を払う。また、爆発現場には鋭利な破片、歩行を妨げる障害物などが無数に散乱しているため、足下にも注意を払う。

d．有害物質

爆発に伴って、有毒ガス、有害化学物質などが周囲に放出、飛散、漏出することがある。またテロなどに際して、CBRN 関連物質を含ませて飛散させることを目的に爆発物が作成されること

があり、「Dirty Bomb」と呼ばれる。有害物質が検出された場合はもちろん、そうでなくとも爆発現場は粉じんが飛散しているので、適切なマスクを装着するなど、必要な防護策を講じる必要がある。

【コラム】Dirty Bomb（汚い爆弾）とは

　Dirty Bomb は、放射性物質拡散装置（radiological dispersal device；RDD）の一種である。通常の爆発物に放射性物質を付着させることで、爆発そのものによる損傷に加え、放射性物質による汚染を企図して使用される。核爆弾と違い、爆発そのもの威力は通常の爆発物と変わりなく、汚染物質の拡散範囲も爆発の影響の及ぶ範囲にとどまるが、それと認識することができなければ、負傷者や救助者を介して、汚染が拡大する可能性があるため、注意が必要である。

　Dirty Bomb による負傷者では、爆傷（挫創や擦過傷）の内部に放射性物質が入り込んでいる可能性があり、十分な検索と除染が必要となる。

---

② START 法でのトリアージ

　傷病者との会話に際して、鼓膜損傷により聴力が低下している可能性に配慮する。また、爆傷肺を念頭において、呼吸の異常に注意を払う。何より活動性出血は速やかに止血する。四肢切断などで直接圧迫止血が有効ではない場合、ターニケットなどの止血帯法による止血を躊躇してはならない。一見外傷がないように見えるものでも、軽症頭部爆傷をきたすことがあるので、「緑」であっても、必ず医療機関を受診させる必要がある。

③ PAT 法でのトリアージ

　一〜四次爆傷を念頭において、全身を観察する。特に外表から判断が困難な一次爆傷、すなわち、耳、肺、腸管の損傷に留意しつつ、聴力、呼吸数、胸部の聴診、腹部の触診において慎重に異常所見の有無を判断する。ただし、一次爆傷では遅発性に症状をきたす可能性があることに留意する。

④ 参考：その後の処置

　二次爆傷による異物の埋入では、その対応（摘出と創処置）に難渋することがある。異物の見落としがないよう、X 線撮影などにより異物の検索を実施する必要がある。

●おわりに
　爆発に際しては、救護者の安全確保をまず第一に考える。一〜四次爆傷を念頭において傷病者に対応する。Secondary Device, Dirty Bomb に留意する。

（清住哲郎）

クライムシーン（事件現場）での活動

●はじめに

　交戦中のクライムシーン（事件現場）やその隣接エリアで消防機関の救急隊員や救急救命士および一般の医療従事者が救護活動をすることはない。

　クライムシーン、特に重大事案（クリティカル・インシデント）においては法執行機関の特殊部隊などが対応する。米国では、銃乱射事件、人質立てこもり、軍事兵器を所持する事案、化学物質や爆発物を含む不法物質所持事案、テロ行為、爆発物の脅威、暴動、要人警護などの際に特殊部隊が派遣される。このような事案においては、特殊部隊員や巻き添え・人質が死傷する危険があり、被疑者も例外ではない。このような状況に対応するために事態対処医療（Tactical Emergency Medical Support；TEMS）が存在する。事態対処医療は特殊部隊の出動中や訓練に行われる病院前救急診療である。米国法執行機関特殊部隊（Special Weapon Assault Team；SWAT）では事態対処医療要員（Tactical Medical Provider；TMP）が部隊員として帯同する。

　わが国においても2010年代より事態対処医療の重要性が認識され始めている。本稿では、事態対処医療の観点からみた CBRNE 対応について概説する。

Ⅰ・クライムシーン、特に重大事案における医療対応の概要

1　事案運用について

　一般的に、事案に対応する法執行機関は、現地指揮本部を秘匿な位置に設置する。法執行機関の動きを察知されることがあってはならないからである。そのため、法執行機関の指揮系統に入っていない組織には、どのような状況になっているのかがわかりにくい状況が生じる。法執行機関内に医療支援チームが入ることが可能であれば、法執行機関内で得られた情報の中から、法執行機関が許可し、医療的に共有可能な情報を医療チームへ送ることが可能となる。

2　クライムシーンにおける医療・救護の3つのフェーズ（図1）

　事態対処医療は、軍事の戦術的戦傷救護（Tactical Combat Casualty Care；TC3）と概念を共にしている。この中で、重要な概念の1つが3つのフェーズにおける医療・救護である。すなわち、①交戦中の救護（危険区域）、②事態対処現場医療・救護（準危険区域）、③後送および搬送時の医療・救護（警戒区域）、である。

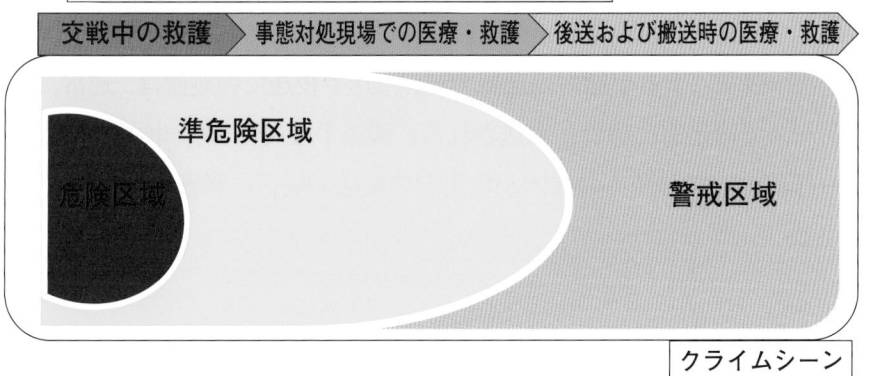

図1●事態対処医療における3つのフェーズ

a．交戦中の救護―法執行機関要員のみが活動―

　交戦中の処置は、敵の攻撃を受けている状況下でなされる。このフェーズでは使用可能な医療資器材は限られているため、重要なことは負傷の評価や処置が行える安全な場所を確保することである。交戦中、負傷者に網羅的な医療救護を施す時間はほとんどない。敵の攻撃を抑え、負傷者の動きを敵から守ることが肝要である。迅速に敵の攻撃を抑えるようにすれば、さらにほかの要員が負傷、あるいは負傷者がさらに負傷するリスクを軽減できる。負傷者の処置より応戦を優先させる場合もある。なぜなら、交戦中での最良の医療は火力の優勢であるからである。負傷者が動ければ、遮蔽物へ移動するように導き、生命に危険を及ぼす大出血を自身で処置できるように指示する。負傷者を動かす必要があれば、負傷者自身あるいは同僚が止血帯を迅速に用いて、四肢からの大出血を止める。

b．事態対処現場での医療・救護 ― 法執行機関要員および法執行機関が許可した要員のみが活動 ―

　事態対処現場での医療・救護は、交戦下を脱してからなされる。準危険区域では、攻撃の危険度は減少し、処置を施すための時間に余裕ができる。処置に要する時間はさまざまである。例えば、敵の攻撃に再度、包まれてしまう状況では迅速な処置が必要であり、敵の攻撃範囲をある程度脱するところまで後送できれば、現場でより適切な処置を行うことができる。離脱に要する時間は状況によって異なるが、おおよそ30分～数時間と考えられる。危険な状況から脱してきているものの、冗長になるような評価や管理を行うことは厳に慎む。負傷者の評価と管理は、気道、呼吸、循環に限られる。気道を確保できない場合は外科的気道確保を行う。負傷者に大きな胸部穿通性外傷や欠損があれば、呼吸を確実にするために胸腔穿刺などを行う。大出血があれば、止血用包帯を当て、ショックを防ぐために輸液を開始する。負傷者の気道、呼吸、循環を確保して安定化させてから、汚染を防ぐために創傷部位を包帯で覆う。後送されるまで負傷者を監視し、疼痛管理を行

い負傷者の所見を記録する。

ｃ．後送および搬送時の医療・救護

警戒区域の縁まで後送の後、負傷者を航空機、車両、船舶に乗せて後方搬送を行う。軍での運用とは異なり、法執行機関による事態対処運用では、搬送や後送での処置は、通常、秒、分単位で行われ、多くのケースでは迅速に病院へ搬送される。搬送手段(航空機、車両、船舶)の有無、天候、事態対処状況や任務内容など多くの要因が負傷者の搬送の成否に影響する。搬送途上では、安定化処置を継続する。

上述の内容は負傷者が法執行機関職員であることが前提である。巻き添え、人質、犯人が対象である場合には医療要員の安全性に大きな差が生じる。人質の中に犯人が紛れ込んでいる場合があることも想定して、処置を行う前に身体検査などを行う必要が生じる。

❸　事態対処医療現場での傷病者評価と処置

事態対処現場では、"Call-A-CAB' N Go"という覚え方が負傷者評価で役に立つ(**表1**)。一般に病院前外傷診療では、初期評価の手順はABCs(気道、呼吸、循環)となっているが、事態対処現場では医療・救護を行う環境が異なるため注意が必要である。穿通性外傷は数分で死に至ることがあり、迅速な出血の制御は必須である。

表1●Call-A-CAB'N Go

Call	応援要請
A	すべての脅威の排除、無力化
CAB	最初に循環、その後、気道、呼吸
'N	神経学的所見のチェック
Go	適切な高度医療機関への搬送

・Call：隊と連絡をとり、応援要請を行う。脅威がどのように残っているのかなど状況を適切に伝える。
・A(Abolish all threats)：あらゆる脅威を見極めたうえで排除する。脅威が排除されれば負傷者を遮蔽物まで離脱させて、負傷者の評価を開始する。
・C(Circulation)：最初にやるべきことは止血帯や圧迫包帯を用いて迅速に四肢の外出血を止めることである。そして負傷者の脈拍数、強さ、リズム、皮膚を評価する。
・A(Airway)：呼吸時に空気の動きを確かめて、負傷者の気道を評価する。事態対処現場では明らかな損傷がない限り頸椎保護は行わず、迅速に後送する。
・B(Breathing)：可能ならば、胸部挙上を視て、呼気時に嗅いで、呼吸音を聴いて負傷者の呼吸を評価する。事態対処現場で、聴診器を使用することはまずない。呼吸数、深さ、左右の胸郭の挙上、呼吸補助筋使用の有無を確認する。補助筋が使用されていれば処置を要する呼吸の問題

が存在することを意味する。

・N（Neurological check）：迅速に神経診察を行い、重大な神経系の障害をチェックする。負傷者の意識レベルをチェックし、四肢の運動、感覚の診察をして脊髄損傷の有無を確認する。反応がない場合は瞳孔を観察する。事態対処現場では詳細な意識レベルの確認の必要はない。AVPUスケールは次の４つの項目のどれに負傷者の意識レベルが当てはまるかを迅速に評価する方法である。A（意識がある）、V（呼びかけに反応する）、P（痛み刺激に搬送する）、U（反応なし）。

・Go：負傷者に生命の危機が迫り、迅速に評価、状態の安定化、後送、病院へ搬送させる必要があるか判断する（ロード＆ゴー）。ロード＆ゴーの負傷者では搬送の遅れを防ぐため、静脈輸液、シーネ固定、包帯などの処置を後送では行わない。必要なら同乗して二次評価と管理を搬送途上で行う。

▌4▐　クライムシーンでの医療対応の特異点について

ａ．安全の確保、法執行機関との情報共有

　クライムシーンでの医療対応で最も配慮しなければいけないのは安全の確保である。前述した事態対処医療では、事態対処医療要員が法執行機関の職員であれば交戦中の救護もあり得る。しかしながら、交戦エリアでの救護は極めて制限されており、事態対処医療要員が法執行機関職員でない場合には交戦エリアに入ることもできない。交戦現場では、制圧を図りながら負傷者が発生した場合には迅速に交戦エリアから離脱することが肝要である。事態対処現場での医療・救護では、状況によって安定化処置を行うことも可能となるが、同エリアが再び交戦エリアになる可能性もあるため、その内容は簡潔、迅速である必要がある。事態対処医療を担当しない医療チームは、安全確保のため交戦／事態対処現場から離れた場所で活動するのが基本であり、そのために、活動しているテロ・事件現場が事態対処の３つのどのエリアに相応するのか、常に意識する必要がある。特にSecondary device（二次起爆装置）の可能性を常に念頭において活動することが肝要である。初動対応要員が現場に到着したのを狙ってさらなる爆破、銃撃がありうる。その際に重要なことは法執行機関との情報共有である。保秘の観点から事件発生後に情報共有の連携を図るのは困難なため、事前に所轄警察などと協議を行い、連絡体制の在り方などについて取り決めを行っておくことが望ましい。

ｂ．処置手順・レベル

　前述したように事態対処医療では従来の病院前外傷診療と医療・救護を行う環境が異なる。事態対処医療に携わる医療従事者はその点を十分に理解し、実践する必要がある。また、事態対処医療に直接従事せず、間接的に関与する医療従事者は、事態対処現場で行われる医療・救護の原則を理解し、後送・搬送されてきた負傷者に対して切れ目のない医療を提供することが肝要である。事態対処現場からの搬送については、脅威が十分に排除されているという共通認識が現場部隊にあれば、通常の搬送手順でかまわないが、脅威の排除が不十分という認識であるならば、負傷者のより迅速で安全な後方搬送のために、空路搬送の着地点など重要な情報は保秘として扱われる。ま

た、負傷者が被疑者である場合には、十分な拘束が必要であり、所轄警察の方針に則って行うべきである。また、被疑者の場合、搬送途上で訴追に益する有用な供述を行うこともあるため、本来業務ではないが、供述については医療従事者も可能な限り速やかに記録し、警察に提出する。

ｃ．迅速な離脱（図2）

自然災害の医療支援では現場から病院への傷病者の移動を表す表現として「搬送」という用語を使用する。一方、テロ・事件現場では負傷者を移動させる際に「離脱（extraction）」、「後送（evacuation）」、「搬送（transport）」を分けて表現する。離脱（extraction）とは、負傷者を受傷地点から医療が行える比較的安全な場所（遮蔽物など）へと移動させる動きである。隊員は自力離脱できることもあるが、助けが必要なこともある。救出（extrication）は事故での挟まれ事案などの際に安全に救出することを意味する。都市型捜索救助（Urban Search and Rescue；USAR）チームなどで危険な現場から要救助者を救出する際などで多用されるが、離脱とは意味が異なることに注意する。後送（evacuation）とは、遮蔽物から救急機関などの救急車両まで負傷者を安全、迅速に移動させることを意味する。あるいは負傷者の集積地点までを指す場合もある。いずれの場合も後送の後に事態対処医療要員は、円滑な搬送（transport）のために救急隊員など地域の病院前救急担当スタッフとの連携が必要である。

離脱（extraction）	負傷者を受傷地点から医療が行える比較的安全な場所（遮蔽物など）へと移動させること
後送（evacuation）	遮蔽物から救急車両あるいは負傷者集積地点まで負傷者を安全、迅速に移動させること
搬送（transport）	後送後、負傷者を病院まで移動させること

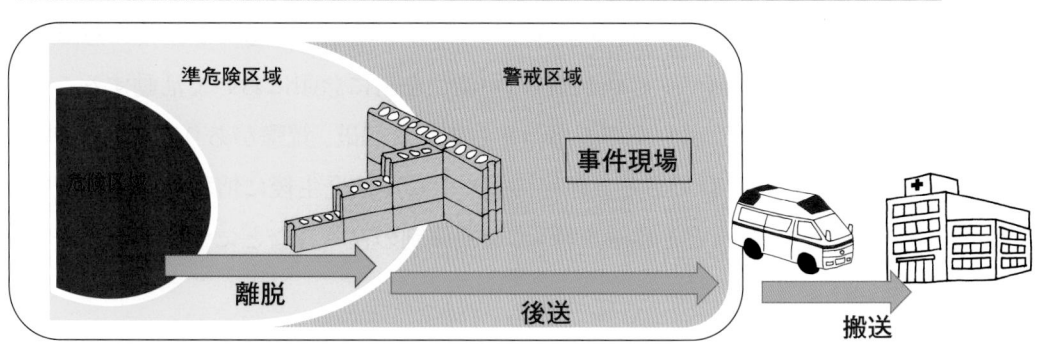

参考：救出（extrication）とは、事故での挟まれ事案などの際に安全に救出することを意味し、都市型捜索救助チームなどで危険な現場から要救助者を救出する際などで多用されるが、離脱とは意味が異なる。

図2●離脱と後送、搬送

Ⅱ・クライムシーンが CBRNE 現場であった場合の事態対処医療

① 交戦中であれば、そのエリアは法執行機関に委ねなければならない

　法執行機関にも CBRNE 対処ユニットがあり、交戦エリアではこの対処ユニットが活動する。よりフロントラインから医療を提供するためには、法執行機関内に医療支援体制があることが望ましい。このような体制があれば、事態対処現場から後送されてきた負傷者の引き継ぎ、制圧後の円滑な地域病院前救急体制への移行が容易となる。

② 制圧を確認後または交戦/事態対処現場と一線を画したエリアで、関係機関は CBRNE の手順を開始する

　現場全体を統制するのは法執行機関であるため、特に法執行機関が医療チームの現場活動の内容、CBRNE 診療の手順などを把握することが重要である。そのために今後、法執行機関と医療機関が連携を深める必要がある。

③ 犯罪捜査の観点から現場の保全、証拠物質の確保、現場にいた人の ID 確認が必要（表2）

　CBRNE 現場に出動した医療チームは、救命医療活動を安全に行うために犯罪現場であるという認識を強くもち、救命医療活動以外の不要な行動は当然ながら避けるべきである。犯罪捜査の観点から特に、現場の保全、証拠物質の確保、臨場した者の人定、被疑者が発した発言内容などについては十分に留意し、法執行機関の任務遂行を妨げてはならない。

表2●CBRNE を伴う犯罪現場での注意事項

- 現場保全に努める
- 証拠物質の確保
- 臨場者の人定
- 被疑者が発した発言内容

犯罪現場であるという認識をもち、法執行機関の任務遂行を妨げない

●おわりに

　CBRNE 現場がクライムシーンであった場合にどのように対処するかについて述べてきた。医療チームにとって最も重要な救命医療活動を行うために、安全の確保が重要である。特に Secondary device（二次起爆装置）の可能性を念頭において活動することが肝要である。そのためには法執行機関と連携し、相互に活動内容を把握する必要がある。

（布施　明）

欧文索引

改訂第 2 版

MCLS-CBRNE テキスト―CBRNE 現場初期対応の考え方―

ISBN978-4-907095-56-7 C3047

平成 29 年 2 月 20 日　　第 1 版発　行
平成 31 年 2 月 20 日　　第 1 版第 3 刷
令和 2 年 1 月 10 日　　第 2 版第 1 刷
令和 5 年 2 月 10 日　　第 2 版第 2 刷

監　　修―――― 一般社団法人 日本災害医学会
編　　集――― 大　友　康　裕
発 行 者――― 山　本　美　惠　子
印 刷 所――― 三　報　社　印　刷 株式会社
発 行 所――― 株式会社 ぱーそん書房

〒 101-0062 東京都千代田区神田駿河台 2-4-4 (5 F)
電話 (03) 5283-7009 (代表) /Fax (03) 5283-7010

Printed in Japan　　　　　　　　　　　　　　　　　　© OTOMO Yasuhiro, 2017

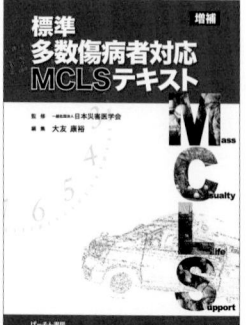
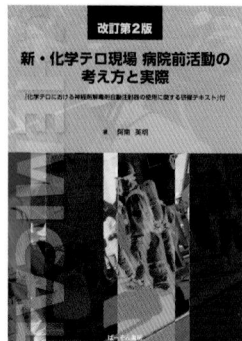
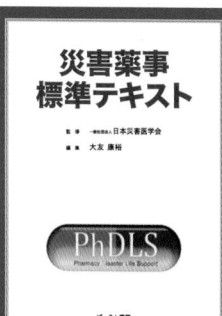
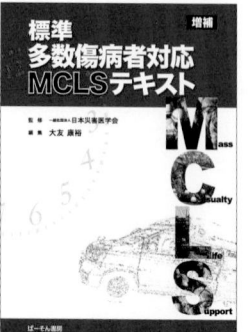

救急教育課程で学ぶ手技習得のための必携テキスト

必携 救急観察処置 スキルマニュアル

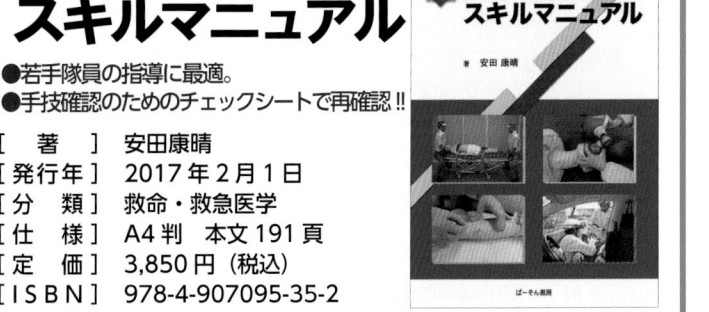

●若手隊員の指導に最適。
●手技確認のためのチェックシートで再確認!!

[著]　安田康晴
[発行年]　2017 年 2 月 1 日
[分 類]　救命・救急医学
[仕 様]　A4 判　本文 191 頁
[定 価]　3,850 円（税込）
[ISBN]　978-4-907095-35-2

やさしく学ぶ応急手当

止血の方法

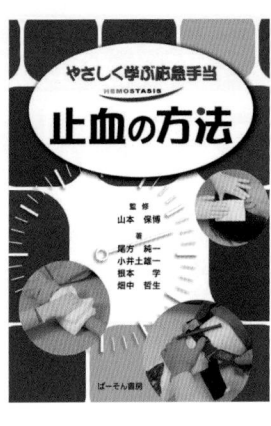

[監 修]　山本保博
[著]　尾方純一　小井土雄一
　　　　　根本　学　畑中哲生
[発行年]　2019 年 2 月 1 日
[分 類]　救命・救急医学
[仕 様]　A5 判　本文 103 頁
[定 価]　1,320 円（税込）
[ISBN]　978-4-907095-49-9

[主な内容]
●消防団員のための、止血のマニュアル本がここに！
●簡潔な文章で、図や写真を多数掲載。
●いざというときに惑わないための、現場で役立つ必携書！

病院前 周産期救急 実践テキスト

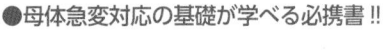

●母体搬送に必要なエキスが満載!!
●母体急変対応の基礎が学べる必携書!!

[著]　高橋文成
[発行年]　2015 年 12 月 1 日
[分 類]　救命・救急医学　産婦人科
[仕 様]　A4 判　本文 81 頁
[定 価]　2,200 円（税込）
[ISBN]　978-4-907095-29-1

　周産期救急は病院前救急での対応がわかりづらい領域かと思います。何よりも母体と新生児（胎児）2 人の傷病者の対応を 1 回の活動で行わなければならないということが特殊だと思います。
　基本的に理解しておいてもらいたい疾患（病態）をケーススタディとして 10 ケース挙げています。周産期救急救命の総論や各ケーススタディをしっかりと読んで頂ければ、妊産婦の傷病者搬送にあたっても、少しはドキドキを緩和できると信じています。
　　　　　　　　　　　　　　　　　　－序文より抜粋－

病院前 精神科救急 55事例から学ぶ 対応テキスト

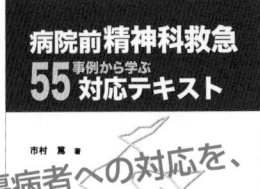

[著]　市村　篤
[発行年]　2015 年 12 月 1 日
[分 類]　救命・救急医学　精神科
[仕 様]　A4 判　本文 134 頁
[定 価]　2,750 円（税込）
[ISBN]　978-4-907095-30-7

●精神症状を訴える傷病者への対応を、
　55 の豊富な事例で提示。

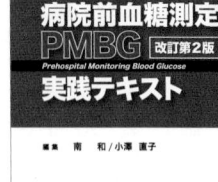
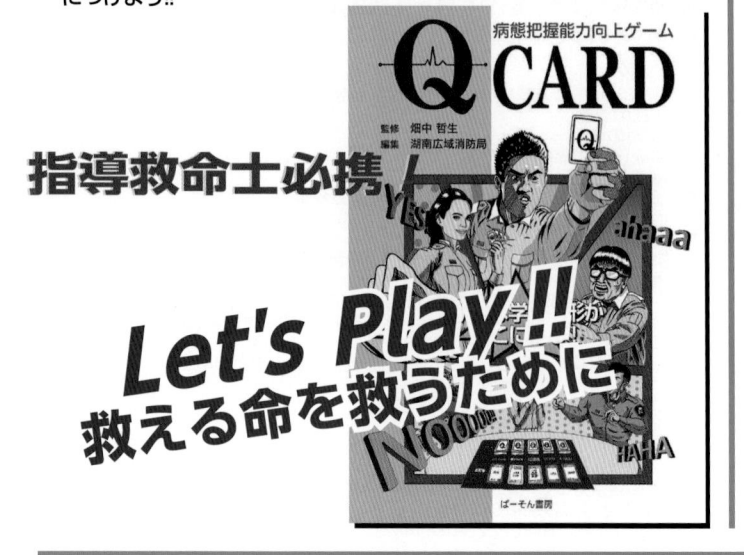

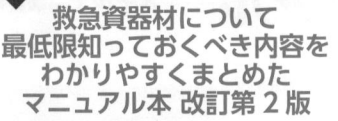
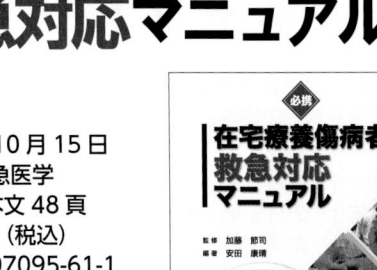
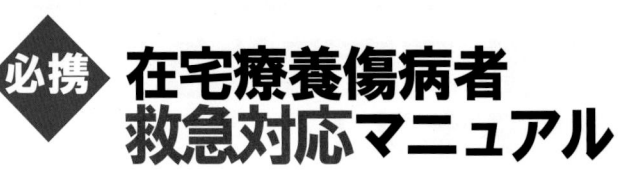